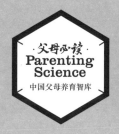

父母必读养育系列图书

中国父母应该知道的

奶营养家庭实用手册

父母必读杂志社 编著

北京出版集团公司
北京出版社

图书在版编目（CIP）数据

中国父母应该知道的·奶营养家庭实用手册／父母
必读杂志社编著. — 北京：北京出版社，2017.4
ISBN 978-7-200-12962-5

Ⅰ. ①中… Ⅱ. ①父… Ⅲ. ①乳制品 — 食品营养 — 手
册 Ⅳ. ①R151. 3-62

中国版本图书馆CIP数据核字 (2017) 第081950号

中国父母应该知道的　奶营养家庭实用手册
ZHONGGUO FUMU YINGGAI ZHIDAO DE NAI YINGYANG
JIATING SHIYONG SHOUCE

父母必读杂志社　编著

＊

北 京 出 版 集 团 公 司
北 京 出 版 社 出版
（北京北三环中路6号）
邮政编码：100120
网　　　址：ｗｗｗ.ｂｐｈ.ｃｏｍ.ｃｎ
北 京 出 版 集 团 公 司 总 发 行
新 华 书 店 经 销
北京市雅迪彩色印刷有限公司印刷

＊

787毫米×1092毫米　16开本　6印张　98千字
2017年4月第1版　2017年4月第1次印刷
ISBN 978-7-200-12962-5
定价：29.80 元

如有印装质量问题，由本社负责调换
质量监督电话：010－58572393

"中国父母应该知道的"系列图书
编委会

主任
徐　凡　恽　梅

编委会成员
儿童营养与健康　刘纪平　张　峰　崔玉涛

好习惯与游戏　陈　宁　汪　荃

亲子阅读　阿　甲　唐　洪

序言 | 奶营养，食品家族里的全能冠军

　　一本关于奶营养的书再版了。这让我们惊喜地看到面向家庭，全面、科学地指导母乳喂养，以及对于特殊需求婴幼儿的饮奶指导是妈妈们多么迫切的需要。

　　作为儿童保健工作者，我深知儿童营养的重要。面对一个正在快速生长发育的婴幼儿，奶不但提供了全面的营养，还因为它适应孩子尚不成熟的消化系统，使孩子生长发育有了保证。

　　书中介绍了奶品全面的营养构成，母乳喂养的相关知识和成功母乳喂养的适宜技术。这些知识对妈妈，对家庭都是十分重要的。

　　我想，和家庭探讨孩子吃什么，吃多少，怎么吃，怎么判断孩子吃饱了以及如何评价孩子生长发育是否合适等问题时，应该强调的是每个孩子都是一个独特的个体，都有自己的生长规律，科学喂养加上持续的纵向观察和客观的评价才能更科学地指导我们养育出一个理想的健康孩子。

　　这里我仍要强调母乳喂养的重要，因为孩子吃到的是母乳，留在心中的是爱。它让孩子有安全感并和母亲尽快地建立起母子依恋，这对孩子非常重要，甚至关系到他一生是否能成功。当我们由于各种原因采用人工喂养时，在选择合适的配方奶的同时，务必不要忽略了喂奶时和孩子之间的亲子互动。重视孩子的营养问题是我们爱孩子的具体体现，让我们从科学喂养，提高对奶营养的认识做起吧。

　　书中还涉及不同年龄人群的奶营养相关知识。应该说这是每个家庭、每个人都应认真学习的科学饮奶的指导手册。让我们为了孩子，为了自己的生命质量，认真地读一读吧！

刘纪平

原北京儿童医院儿童保健中心　主任医师

北京优生优育协会　理事

目录

第一章

奶营养关键词

　　根据现代营养科学研究的结果，我国的医学家和营养专家提倡：从出生到老年都应喝奶。出生到生后 6 个月应保证纯母乳喂养，如有可能尽量延长母乳喂养时间。在母乳喂养快结束时，用含有 DHA 和 AA 的配方粉进行衔接喂养至 2～3 岁。这样可以保证儿童生长发育潜能的最大限度发挥。3 岁以后喝普通牛奶至老年。我国《居民膳食指南》中指出，对于幼儿与学龄前儿童应每日供给牛奶或相应奶制品不少于 350ml。

蛋白质

奶中的蛋白质叫奶蛋白，其中含有人体所需的 8 种必需氨基酸，是全价蛋白质。根据中国营养学会公布的人体每日氨基酸的推荐摄入量，每天喝两杯牛奶（约 500ml）就可满足 98% 的氨基酸需求量。

组成：蛋白质是一种复杂的化合物，由碳、氢、氧、氮 4 种元素组成。这些元素构成 20 余种氨基酸，再由各种氨基酸以不同的联合，组成不同的蛋白质。其中有 9 种是儿童必需的：赖氨酸、色氨酸、苯丙氨酸、亮氨酸、异亮氨酸、苏氨酸、蛋氨酸、缬氨酸和组氨酸。这 9 种氨基酸为人体必需氨基酸，它们必须依靠食物提供，不能在体内合成（非必需氨基酸则可在体内合成）。因此，婴儿需要含有较多蛋白质的食物。

功用：蛋白质是构成身体组织、维持生命所必需的物质，是构成身体细胞原浆及体液的重要成分。人体中的肌肉、神经细胞、血液、酶、激素、免疫器官、毛发等没有一样不是由蛋白质作为主要成分的。它的功用是保证供给身体各器官与组织新生的原料和修补组织的缺损。对婴儿的生长发育尤为重要。平时，婴儿需要蛋白质来增生和构成新组织；在发热、饥饿、疾病时需要蛋白质来补充修复身体需要。蛋白质还可以供给热量（每克可供热量 4Kcal），可以增强身体的抵抗力（用来抵抗传染病原的免疫物质，主要来自蛋白质）。此外，身体中酶、内分泌腺所分泌的激素的形成都依赖于蛋白质。

婴儿膳食中首选母乳为蛋白质的主要来源，母乳蛋白质比牛乳蛋白质好，因为母乳蛋白质中 2/3 为乳清蛋白，所含必需氨基酸较多，在胃内形成凝块小，容易消化。牛乳中 4/5 为酪蛋白，所含氨基酸不如乳清蛋白好，在胃内凝块大，不易消化。

选用含有蛋白质的食物时，要注意蛋白质的互补作用。采用两种或两种以上的生理价值较低的蛋白质（或一种高一种低的）混合食用，由于它们之间取长补短，其生理价值比原来的任何一种蛋白质的生理价值都高。如豆沙包（豆类与面粉混合）、绿豆粉（豆类与大米混合）、豆腐肉末、鸡蛋面、肝泥粥等（动物性蛋白质与植物性蛋白质混合），都能达到蛋白质的互补作用，比原来单独一种的营养好。蛋白质的来源除了首选的乳制品，还有瘦肉类、蛋类、鱼类、肝类、虾类、禽类等可提供动物性蛋白质；此外，豆类及其制品（豆腐、豆浆、豆腐干等）、硬壳果类（花生、瓜子、核桃仁等）和谷类可提供植物性蛋白质。

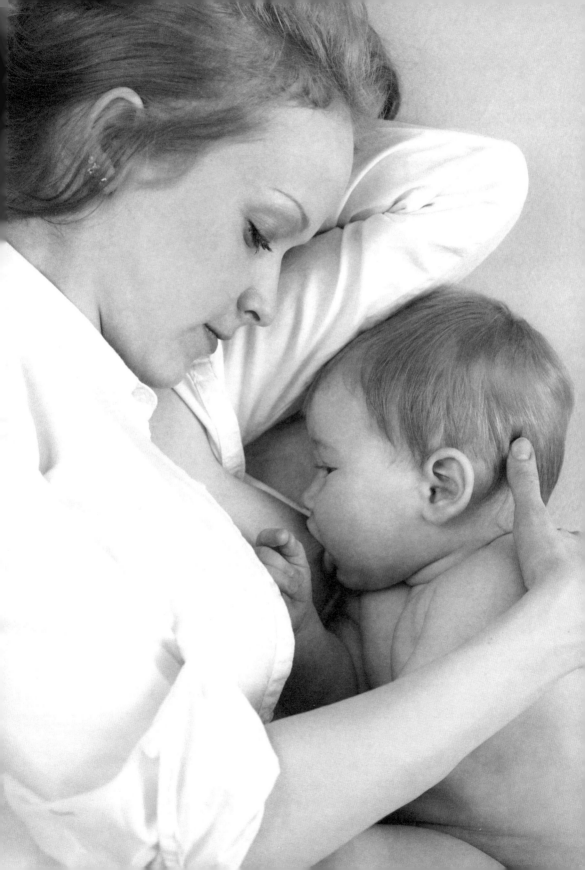

母乳喂养的婴儿，每日每千克体重需蛋白质 2g；牛乳喂养的婴儿，每日每千克体重需蛋白质 3.5g；混合喂养的婴儿，每日每千克体重需蛋白质 4g。婴儿缺乏蛋白质，会导致发育迟缓、消瘦、体重不增、免疫力低下，容易腹泻和感染疾病；若摄入蛋白质过多，会出现大便干燥，小便浓缩，加重肾功能的负担，可致高氮质血症。

免疫球蛋白

奶中的免疫球蛋白以及其他抗感染的蛋白类物质，都是非特异性的抗菌成分，对提高婴幼儿肠道免疫力有积极作用。免疫球蛋白进入婴幼儿的肠道中后，会附着在肠黏膜的表层，在与肠道内的致病菌结合后，会脱离肠黏膜，随着粪便一起排出体外，发挥着在胃肠道黏膜局部的抗感染作用。

脂肪

奶中所含的脂肪叫乳脂肪，它可以被人体直接吸收，是一种高质量、品质好的脂肪，含有 400 多种脂肪酸。按照正常人体平均每日需补充 25g 脂肪计算，1 杯奶（约 250ml）就可以为人体补充 1/3 的日需求量。婴儿每日每千克体重约需脂肪 4g。脂肪是供给热量最丰富的来源，每克脂肪可供给热量 9 Kcal。它能保持体温，具有保暖的作用，还能保护内脏、血管和神经不受损，滋润皮肤不干燥。同时，溶解脂溶性维生素 A、D、E、K，必须在有脂肪的条件下才能被吸收和利用。更为重要的是脂肪为合成髓鞘的要素，含有维持正常机能所必需的不饱和脂肪酸，它是神经发育和髓鞘形成过程中的必需物质。

婴儿应首选母乳喂养，因母乳所含的不饱和脂肪酸较多（如母乳中花生四烯酸约为 7%，牛乳中只含 3%），而且最容易被迅速吸收。母乳喂养的婴儿摄入热量 50% 来自乳脂肪，数量虽多但较易消化。其次，可选用植物性脂肪和鱼肝油。因为植物油多含不饱和脂肪酸，比动物性脂肪容易消化。鱼肝油含维生素 A、D 最多，对婴儿生长发育有利。

脂肪可以从含有它的食物中获得。乳类、蛋类、肉类、鱼类都含有动物性脂肪，此外，还有猪油、牛油、羊油、奶油、鱼肝油等；植物性食物中豆油、花生油、菜籽油、芝麻油、玉米油等都含有脂肪。

　　脂肪不能摄入过多，否则易引起消化不良，影响食欲。在1岁以内摄入过多的脂肪，将来成年后易患肥胖病，肥胖者易发生心血管疾病。脂肪也不可摄入过少，否则会导致体重不增，脂溶性维生素缺乏，出现皮肤干燥，引发皮炎等疾病。

碳水化合物

　　奶中的糖主要是乳糖，它是奶中特有的碳水化合物。乳糖是婴儿能量的主要来源，对维持正常生长发育起着重要作用。在乳糖酶的作用下，乳糖会分解，变成半乳糖，对婴儿的智力发育有重要的作用。双糖与儿童营养关系最密切。多糖中的肝淀粉是人体中存储的碳水化合物。乳类中也含有较多的糖，足够满足婴儿需要。

　　婴儿除了从乳类中获得碳水化合物外，还可选用谷类制品，如米汤、米糊、麦片粥、烂饭、面包、饼干、馒头等；豆类制品，如豆浆、豆腐、蚕豆泥、赤豆沙等；根茎类制品，如土豆泥、山芋糕、藕粉等；水果类，如苹果泥、香蕉泥等，以及糖类和糖类制品。

　　婴儿每千克体重约需碳水化合物12g, 1g碳水化合物能供给热量4 Kcal, 其供给的热量占人体需要总热量的50% ~ 60%。若碳水化合物供应不足，热量不够，只能消耗蛋白质和脂肪时，就会使婴儿体重降低，影响生长发育。若碳水化合物供应过多，除体内代谢需要

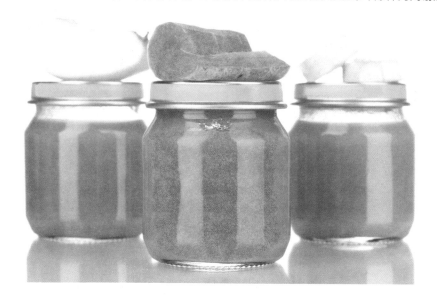

的消耗之外,多余的转为脂肪存储于体内时,婴儿脂肪增多,貌似肥胖,但肌肉松弛,抵抗力差,易受感染。但不要给 4 个月以内的婴儿过早添加碳水化合物类食品。因为这个阶段的婴儿体内的淀粉酶分泌少,活性低,过早过多添加这类食物,未消化的食物会在肠道酵解产酸,刺激肠道以至于引起腹泻; 淀粉类在体内代谢中演变为糖,会影响奶的摄取量; 过多糖的积累、热卡过剩还会导致肥胖,这种虚胖的孩子体质较差、抵抗力低、易患病。

矿物质

矿物质是维持人体正常生理机能不可缺少的物质,它不供给热量。人体中的主要矿物质有20余种,其中与儿童关系最大的有钙、磷、铁、碘等。奶中除了含有优质的钙、镁、钠、钾、磷等常量矿物质外,还含有丰富的碘、铁、锌、铜、氟、钼等人体必需的微量元素,都是人体必需的物质。各种矿物质从正常均衡的饮食中就可以取得。主要矿物质的功用、需要量、来源、缺少或过多的影响见下表。

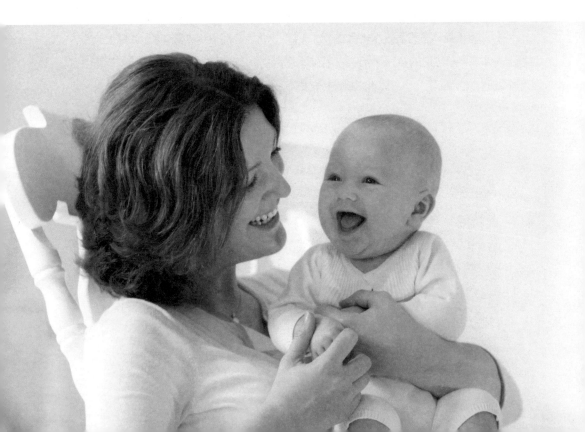

主要矿物质的功用、需要量、来源及缺少或过多的影响

矿物质名称	功用	单位	每日膳食中推荐的供给量				缺少的影响	过多的影响	来源
			0~6个月	6~12个月	1~3岁	3~7岁			
钙(Ca)	组成骨骼及牙齿的主要成分。帮助血液凝固。镇静、维持神经、肌肉兴奋性	mg/d（毫克/天）	300	400	600	800	佝偻病、手足搐搦症	钙量过多使磷盐沉淀	乳类、蔬菜、豆及豆制品
磷(P)	构成骨骼、肌肉、神经,协助糖和脂肪的吸收和代谢	mg/d（毫克/天）	150	300	450	500	佝偻病	消耗人体钙质	乳类、肉、豆、五谷
铁(Fe)	制造血红蛋白及人体许多酶和辅酶的组成成分	mg/d（毫克/天）	0.3	10	12	12	小细胞性贫血	中毒	肝、蛋黄、血、红色瘦肉、绿色蔬菜、桃、杏、李子
碘(I)	维持甲状腺的正常生理功能,制造甲状腺素	μg/d（微克/天）	50	50	50	90	甲状腺功能不足（甲状腺肿大、克汀病）	饮食含量无害	海藻类（海带、紫菜）、海鱼
锌(Zn)	与人体内200多种酶的组成和活性有关。能促进蛋白质合成和生长发育	mg/d（毫克/天）		8	9	12	矮小症、贫血、生长停滞、皮肤损伤	可致胃肠道症	初乳（出生后头5天的母乳）、瘦肉、牛肉、鸡等动物性食品、花生、豆类等各种种食品

钙

　　奶类是饮食中最丰富的钙的来源之一。当然，它的含钙量不是最高的。比如，每100g 虾皮的含钙量是 991mg，远远高于每 100g 奶的含钙量。但和其他含钙量高的食物相比，奶仍具有优越性。我们来做一个比较：一个人一次可以喝 250g 奶，能获得 300mg 左右的钙，但是每个人每顿饭最多吃 10g 虾皮，也只能获得 100mg 钙。菠菜、苋菜等含钙量也很高，但是其中富含的草酸会影响钙的吸收，其中菠菜中钙的吸收率只有 5%。

维生素

　　奶中含有几乎已知的全部维生素，主要包括维生素 A、维生素 B_1、维生素 B_2、维生素 B_6、维生素 B_{12}、维生素 C、维生素 D、维生素 E、维生素 K、β－胡萝卜素、尼克酸、叶酸、泛酸、肌醇、胆碱等，是人体重要的维生素来源。维生素是一种维持生命所必需的营养素，又是调节生理机能的要素。维生素来源于食物，但不供给热量。它可分为脂溶性和水溶性两大类，其中与儿童生长发育有关的维生素有维生素 A、维生素 B_1、维生素 B_2、尼克酸、维生素 C、维生素 D、维生素 E 及维生素 K 等。关于这些维生素的功用、来源、需要量和导致的缺乏及过多症可见下表。

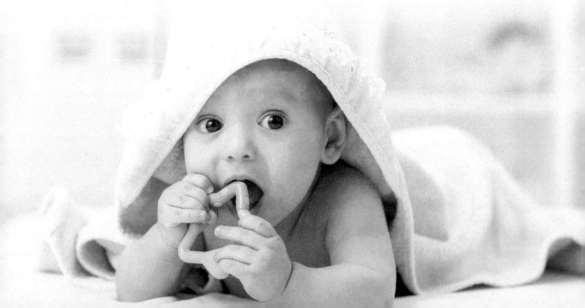

主要维生素的功用、需要量、来源及缺少或过多的影响

矿物质名称	功用	单位	每日膳食中推荐的供给量				缺少的影响	过多的影响	来源
			0~6个月	6~12个月	1~3岁	3~7岁			
维生素A(胡萝卜素及视黄醇)	促进生长发育，与维生素D合用能促进骨骼与牙齿的发育。维持上皮组织的正常构造，保护视力的正常功能	μgRE/d(微克视黄醇当量/天)	400	400	500	600	发生干眼病、夜盲症，皮肤和黏膜角化，骨骼和牙釉发育障碍	长期服用超过5000单位可发生中毒症，导致食欲不振，皮肤发痒，毛发脱落，肝脾肿大	肝、肾、鱼肝油、乳类、蛋黄、绿色蔬菜、胡萝卜及黄色水果
维生素B$_1$(硫胺素)	促进生长发育，调节碳水化合物的代谢，预防脚气病	mg/d(毫克/天)	0.2	0.3	0.6	0.7	食欲不振，易怒，易倦，健忘，气病	无害	米糠、麦麸、豆类、花生、硬壳果、猪肉、猪肝
维生素B$_2$(核黄素)	参与多种代谢，保护皮肤、口腔及眼部的健康	mg/d(毫克/天)	0.4	0.5	0.6	0.7	口角炎、舌炎、皮炎、眼病	无害	肝、蛋、乳、豆腐、绿色蔬菜、干酵母
烟酸(尼克酸)	组成碳水化合物、蛋白质、脂肪能量，维释放中的辅酶，维持皮肤和神经机能的健康	mgNE/d(毫克烟酸当量/天)	2	3	6	7	癞皮病、皮炎、腹泻、痴呆	血管扩张、面红、肝损伤	肝、肉类、花生、酵母
维生素C(抗坏血酸)	保护血管壁细胞，促进铁吸收，抵御传染病，维持牙齿、骨骼的健全	mg/d(毫克/天)	40	50	60	70	坏血病，易疲劳，牙龈出血，抵抗力下降，伤口不易愈合	过量可致稀便或腹泻	橘、橙、柚、杨梅、山楂等新鲜水果，番茄、鸡毛菜等新鲜蔬菜

续表

矿物质名称	功用	单位	每日膳食中推荐的供给量				缺少的影响	过多的影响	来源
			0~6个月	6~12个月	1~3岁	3~7岁			
维生素D	促进钙、磷吸收，促使骨骼正常发育	μg/d（微克/天）	10	10	10	10	佝偻病	每日服维生素D 2000~5000国际单位，数周发生中毒，食欲减退、呕吐、腹泻或便秘	肝、蛋黄、奶、鱼肝油、阳光照射皮肤获得
维生素E	抗氧化作用，保持红细胞的完整性	mg/d（毫克/天）	3	3	4	5	早产儿溶血症、硬肿症、贫血	大剂量服用后可见胃肠不适、恶心、呕吐、腹泻等	植物油、豆类和蔬菜
维生素K	凝血作用，为肝内制造凝血酶原的物质	mg/d（毫克/天）	1	1	1	1	一般小儿不缺少，新生儿缺少时可发生出血，称黑便症	早产儿发生高胆红素血症	动物肝、绿叶蔬菜

DHA 和 AA

　　DHA 的具体成分是二十二碳六烯酸，俗称脑黄金；AA 的具体成分是花生四烯酸。DHA、AA 属多元不饱和脂肪酸，是母乳的天然成分，在体内由必需脂肪酸亚油酸、亚麻酸转化而成，能促进婴儿智力发育、提升视力敏锐度，对婴儿脑部及视力的发育有重要作用。

　　很多父母误以为配方粉中添加了 DHA、AA，是功效神奇的"神来之笔"，孩子只有吃了这种配方粉才会聪明。其实，这仅仅是将母乳中特有的成分更多地在配方粉中体现出来而已。母乳是孩子最好的食物。添加了 DHA 和 AA 的婴幼儿配方粉，喂养效果接近母乳，但过量的 DHA 和 AA 会产生副作用，而且不同月龄的孩子需要的 DHA 和 AA 也不同。因此，配方粉中添加 DHA 和 AA 必须严格按照国家有关规定执行。

牛磺酸

　　牛磺酸又名牛胆碱、牛胆素，按结构命名 β－氨基乙磺酸，属于非蛋白质氨基酸。牛磺酸不能和其他氨基酸结合成蛋白质，而是以游离形式存在或和胆汁酸形成复合物，大量摄取牛磺酸未见有副作用。牛磺酸主要由食物供给，也可在体内合成。人体内若缺乏牛磺酸，各器官系统都会受到影响。成年人或老年人的高血压、糖尿病等则与缺乏牛磺酸密切相关。牛磺酸可以提高脂肪的消化率，还可以健全中枢神经系统和促进视网膜的发育，是婴儿大脑发育的必需物质。牛磺酸能促进神经细胞核糖核酸及蛋白质的合成，促进神经细胞间网络的形成，如在小婴儿期不供给充足的牛磺酸，会使婴儿出现生长及发育迟缓、视网膜功能紊乱，将影响到婴儿的大脑发育进程，从而导致学龄期儿童学习能力差甚至智力落后。小婴儿肝功能尚未成熟，故不能自行合成牛磺酸，必须靠外源供给牛磺酸。母乳可供给小婴儿所需牛磺酸，牛奶中的含量很少，仅为母乳牛磺酸含量的 1/10。

酶类

如淀粉酶、酯酶、脂酶、蛋白酶、磷酸酯酶等消化酶，可以帮助消化奶中的营养物质。而婴幼儿的消化腺分泌功能尚未发育完全，肠胃功能弱，消化能力低下，因此这些奶中的消化酶对小宝宝消化吸收食物具有重要的意义。

双歧杆菌

在人体肠道菌群中，对健康贡献最大的当属双歧杆菌。这种天然的益生菌，可维护消化道的健康，促进营养物质的吸收，预防腹泻和便秘。随着人体内外环境的不断恶化和人体的衰老，双歧杆菌的数量会逐渐减少，严重时会出现人体肠道菌群比例失调，破坏胃肠道的消化吸收功能，给健康带来影响，有人把这一现象形象地称为肠道"沙漠化"。

乳酸菌

凡可使糖类发酵产生乳酸的细菌，都称为乳酸菌，包括乳酸杆菌、嗜乳链球菌、酵母等。它们和双歧杆菌一起控制着人体生态菌群的平衡，不断清除人体内有毒物质，抵御外来致病菌的入侵，对常见致病菌（如痢疾杆菌、伤寒杆菌、致病性大肠杆菌、葡萄球菌等）有抵抗作用。它们产生大量的乳酸，促使肠壁蠕动，帮助消化，排尽粪渣，消灭病原菌，在肠道内合成维生素、氨基酸，并提高人体对钙、磷、铁离子等营养素的吸收。乳酸菌群的这种独特功能，大大减少了亚硝胺类物质和腐败细菌毒素对癌的诱发性，同时可激活免疫反应，增强人体免疫力。乳酸菌还可以将乳糖分解为易为人体吸收的半乳糖，有助于儿童神经系统的发育。

第二章

母乳完全营养方案

　　自然界的大多数生物只能从外界摄取营养，而唯独哺乳动物的母体可以自身产出乳汁作为子代出生后一段时期内唯一的营养来源。母乳堪称大自然鬼斧神工的绝妙之作，是在生物进化的过程中形成的一种重要营养物质。它对延续种族、适应生存环境、保障生命质量和健康水平起着举足轻重的作用。乳汁提供营养的时间长短与动物进化的等级高低成正比，即越高级的哺乳动物，生后母乳喂养的时间越长。一般哺乳动物母乳喂养时间约有一周，人类则需要几个月。这与人脑发育完善程度高和大脑皮层功能高级化以及直立行走和手增加了98%的功能密切相关。这是物种进化过程中，基因调控和环境选择长期相互作用的结果。

母乳喂养的十大理由

营养成分比例最合适

母乳对于婴儿来说是一种最佳、最完全的天然食品，它含有婴儿期所需的蛋白质、脂肪、碳水化合物、矿物质、维生素、酶及水等，营养成分比例最合适，是婴儿无可代替的食品。

让宝宝更聪明

据最新研究，母乳甚至可以提高宝宝智商。研究发现母乳中含有对脑发育有特别作用的牛磺酸，一种宝宝必需的氨基酸，其含量是牛奶的 10 ~ 30 倍。因此再也没有比母乳更好的天然智力食品了。

增强宝宝的免疫力

母乳中含有抗体及其他免疫物质，能抑制微生物生长，使婴儿避免受细菌的感染，少生病。

让宝宝的眼睛更敏锐

母乳喂养婴儿的视敏度高于人工喂养的婴儿，其中的奥秘在于母乳中的长链多不饱和脂肪酸家族对视觉敏锐度有着促进作用，其中最重要的是 DHA 和 AA。

最利于宝宝消化吸收

母乳中的蛋白质分为乳清白蛋白和酪蛋白，其中乳清白蛋白量占2/3，营养价值高，在胃中遇酸后形成乳状凝块，凝块较牛乳小，易于消化。母乳蛋白质为优质蛋白质，利用率高。母乳中的脂肪中主要是中性脂肪，其中的甘油三酯易于吸收利用。

含水分较多，适应婴儿新陈代谢和热能的需要

水在母乳中占很大的比例，婴儿新陈代谢旺盛，热量需要较多，又加上未发育成熟的肾功能较差，因此需要较多的水分来适应新陈代谢和热能的需要。

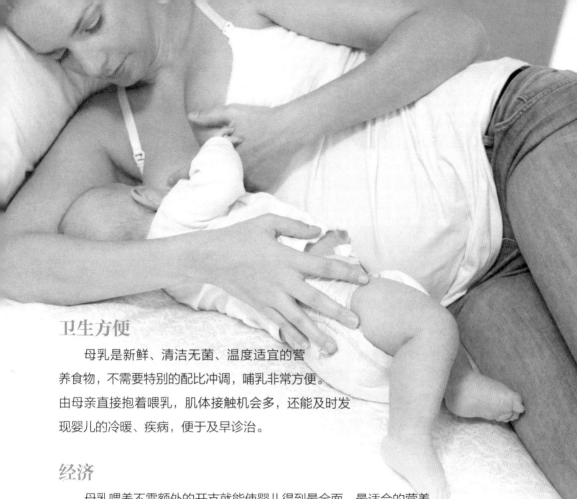

卫生方便

母乳是新鲜、清洁无菌、温度适宜的营养食物，不需要特别的配比冲调，哺乳非常方便。由母亲直接抱着喂乳，肌体接触机会多，还能及时发现婴儿的冷暖、疾病，便于及早诊治。

经济

母乳喂养不需额外的开支就能使婴儿得到最全面、最适合的营养。

给母亲带来健康

母乳喂养不但经济、卫生又安全，且孩子的吸吮会促进母亲子宫肌肉收缩，有助于子宫恢复到它原来的大小，减少女性的产后出血。母乳喂养过程中，母亲体内的蛋白质、铁和其他所需营养物质，能通过闭经得以储存，有利于产后的康复。母乳喂养也会促进乳腺的健康，减少母亲患乳腺癌的危险。

亲情在哺喂中传递

哺乳过程，是增进母子互动的一个重要时机。母亲的体味、拥抱和微笑，都给孩子构成了最佳的进餐气氛，有利于孩子的消化吸收。而孩子吸吮的强弱、身体的举动都被母亲清晰地感知着，使她能在第一时间掌握孩子的需求。母子之间的交流、依恋关系，也就在这种相互作用中迅速地建立起来。

母乳营养关键词

乳母在整个哺乳期分泌的乳汁成分不是固定不变的。根据乳汁成分特点可分为 3 个阶段:分娩后 5 天内分泌的乳汁叫初乳;5 ~ 10 天分泌的乳汁叫作过渡乳;10 天后分泌的乳汁叫成熟乳。不同阶段的乳汁适合不同年龄段婴儿的需要。

初乳

产妇在产后最初 5 天内分泌的乳汁叫初乳,颜色稠黄类似黄油。虽然不多但浓度很高,与成熟乳比较,初乳中富含分泌型 IgA 的免疫物质、蛋白质、各种酶类、碳水化合物及较少的脂肪,磷脂、钠、维生素 A、维生素 E 含量也高。

初乳的作用:首先,初乳有轻微的通便作用,可促进脂类排泄,使胎粪早日排出。因胎粪含有大量胆红素,其中 50% 能被肠道重吸收,所以初乳能减少高胆红素血症发生的机会并减少新生儿黄疸的发生。

其次,初乳中的分泌型 IgA 的免疫物质可以像油漆似的覆盖在婴儿未成熟的呼吸器官和消化器官黏膜的表面上,防止大肠菌、伤寒菌和病毒等的附着和侵入,增加婴儿机体免疫力及抗病能力。

再次,初乳中还含有溶菌酶,它同样具有阻止细菌、病毒侵入婴儿机体的功能。

最后,初乳中含有生长因子,促进小肠绒毛成熟,阻止不全蛋白代谢产物进入血液,防止发生过敏反应。

初乳的成分正适合早期新生儿的胃容量小、消化力弱、营养需求高的生理特点。是每个新生儿最需要、最宝贵的营养品。

过渡乳

分娩后 5 ~ 10 天分泌的母乳为过渡乳。乳汁呈白色,乳量增加,其中脂肪含量增加到最高限度,蛋白质和矿物质含量减少,但乳汁的营养成分适合此时期新生儿的生长发育。

成熟乳

分娩 10 天后分泌的母乳为成熟乳。乳汁分泌到 6 个月左右，量和质都达到了最大限度，以后量逐渐减少，质逐渐降低。

前奶

每次哺乳，宝宝最先吸入的乳汁叫前乳，也叫前奶。前乳带蓝色，蛋白质、乳糖含量多，含水分也多，所以母乳喂养的孩子，不需另外给水喝。

后奶

每次哺乳，宝宝后吸入的乳汁叫后乳，也叫后奶。后乳色发白，脂肪含量高，能为婴儿提供能量。这就要求婴儿先吸空一侧乳房，再吸另一侧，这样才能得到全程乳汁。

易于消化的母乳营养

母乳中的营养成分

母乳中的乳糖

母乳中含有婴儿期所需的蛋白质、脂肪、碳水化合物、矿物质、维生素及水，营养成分比例合适，利于吸收。其中，碳水化合物主要是乳糖，它是一种易于消化的能量来源。在婴儿的小肠中，乳糖变成乳酸，有利于小肠功能的正常进行，并能帮助吸收所需要的钙及其他物质。母乳中的乳糖多系乙型乳糖，在小肠中刺激双歧杆菌的发育而抑制致病性大肠杆菌的滋生，有利于预防肠壁遭受细菌侵袭。

母乳中的矿物质

以钙为主要成分，其次是钾、磷和钠，最少的是镁、锰、硫、铁。这些矿物质的含量足够出生后 4 ~ 6 个月婴儿的需要。其中骨骼生长需要的钙和磷的比例适当，易于吸收和储存；铁含量少，婴儿 4 个月后要补充含铁质的食物。母乳中矿物质含量比牛乳少，能减轻婴儿肾功能的负担。

母乳中的维生素

维生素的含量与母亲饮食有关。如果母亲饮食安排合理，则母乳内的维生素A、B、C、D、E、K等含量能得到保证；若母乳营养不足，则需另外给婴儿补充维生素。

母乳中的酶

酶能帮助消化，有利于乳汁消化吸收，母乳中有淀粉酶和过氧化氢酶，能帮助脂肪的消化和吸收，还有较丰富的溶菌酶，能促进免疫球蛋白的活动。

母乳中的热量

母乳所含的热量为每100ml 67Kcal。

母乳喂养带给宝宝的好处

母乳喂养的宝宝会更健康。母乳含有多种抗体，新生宝宝能从母乳中获得免疫力，在出生后6个月内很少得病。几十年来的研究表明，母乳能帮助宝宝避免各种疾病和不适。母乳喂养的宝宝较少腹泻，出现过敏症状以及患感染性疾病的概率也大大降低。母乳中含有大量的乳糖，所以味道甜美，更容易让宝宝接受。

母乳喂养的宝宝更健康聪明

一方面，母乳的营养成分更符合宝宝大脑发育的需求，如母乳喂养的宝宝，大脑中的DHA浓度更高，而DHA直接作用于大脑的发育，母乳里含有的胆固醇，也是大脑发育的基本物质；另一方面，由于母乳喂养的宝宝会被妈妈更多地抱在怀里，有更多的肌肤接触，母子互动时间较多，更能有效地刺激宝宝大脑内神经网络的连接。研究证明，母乳喂养更有助于宝宝智力的发展，并且母乳喂养时间越持久，这种优势就越明显。

除了抵抗力较强、不容易生病外，母乳对宝宝的健康成长还有很多有利的因素。母乳喂养能保护婴儿免受呼吸道感染、腹泻、中耳炎、过敏性疾病等的侵袭，降低婴儿患猝死症(SIDS)、坏死性小肠结肠炎(NEC)的危险。还能拉近宝宝和妈妈之间的情感纽带，为宝宝的情商培养奠定基础。

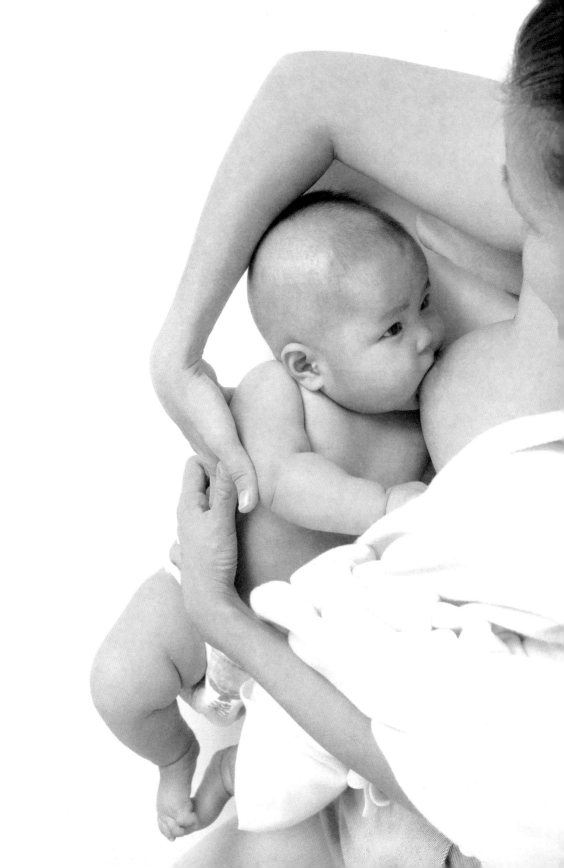

母乳喂养还有利于宝宝肠道菌群的建立。妈妈的乳头上和乳头周围的皮肤都附着有细菌，这些细菌是需氧菌。宝宝吸吮乳头时会把这些细菌连同空气（含有氧气）一起咽进去。需氧菌需要在有氧的环境下才能存活，在消化道内一路往下，氧气越消耗越少，需氧菌没有了氧气，存活的也越来越少。到结肠时已经是无氧环境，需氧菌已经无法存活。

而妈妈乳管里的厌氧菌也会被宝宝吸到肚子里，在已经形成无氧环境的结肠内可快速增多，形成优势菌群。这些厌氧菌在氧气下无法存活。如果没有让宝宝先吞入需氧菌，它们不把氧气消耗掉，厌氧菌就不能很好地在宝宝的肠道内存活。这样一个非常奇妙的早期母乳喂养过程，是任何人工喂养方式都无法替代的。

母乳喂养的宝宝各方面发育更良好

母乳喂养的宝宝心脏更强健。母乳中含有适量的胆固醇，而这是一般配方奶中都没有的。研究表明，婴儿期血液中含有适量的胆固醇，会适当地提升人体内的胆固醇代谢能力，从而有效降低成年期血液中胆固醇的含量，以减少心脏疾病的发生。

母乳喂养的宝宝听力发育更好。人工喂养的宝宝由于异性蛋白引起的过敏更容易造成耳部的积液，这种积液会为细菌繁殖提供温床，从而造成耳部感染。无论是积液本身，还是耳部感染，都会影响宝宝的听力。而听力发育不良，会进一步造成宝宝语言发育的障碍，对宝宝的社会性发育造成极其不利的影响。

母乳喂养的宝宝牙齿排列更整齐。由于相对于吸吮奶嘴来说，宝宝吸吮妈妈的乳房需要更复杂的面部肌肉和舌头的运动，能更好地促进面部肌肉和颌骨的发育，因此能给牙齿留有更多的空间，所以母乳喂养的宝宝需要做牙齿畸形矫正的情况要相对少得多。

同时，由于牙齿排列整齐，宝宝拥有更美丽的笑容。

母乳喂养的宝宝皮肤更健康。据大量的皮肤科医生临床经验表明，母乳喂养的宝宝皮肤柔软光滑、结实紧密；而人工喂养的宝宝皮肤会相对粗糙，有些宝宝还会由于过早地摄入牛奶蛋白或大豆蛋白等，皮肤上出现一些过敏疹子。

母乳喂养的宝宝过敏现象较少。研究表明，母乳喂养的宝宝比人工喂养的宝宝更少出现过敏现象。现在过敏的宝宝越来越多，其中一个主要原因就是牛奶蛋白过敏。

过敏的宝宝会出现湿疹、腹泻等许多症状，而预防这些症状出现的最佳办法就是首选母乳喂养。

母乳喂养的宝宝视力发育更好。母乳脂肪中含有长链多不饱和脂肪酸，以 DHA 和 ARA 为代表，而 DHA 是视网膜的主要结构组成部分，母乳提供的丰富营养，让宝宝的视力发育更好。

母乳喂养的宝宝长大后较少暴饮暴食。母乳喂养的宝宝每次吃得比人工喂养的宝宝少一些，由于吸吮乳房需要的力气相对较大，吃的速度也会慢得多。并且母乳喂养的宝宝自己控制食量，而不是由妈妈决定他到底喝多少毫升的奶，所以母乳喂养的宝宝会从小建立起良好的饮食模式，在青春期甚至成年期时都能有效地自我控制饮食的摄入量，很大程度上降低了宝宝日后暴饮暴食的可能。

形成良好饮食习惯，不暴饮暴食，是宝宝身体苗条健美的最主要的先决条件。因此，想让宝宝将来长大后有个好身材，坚持母乳喂养是第一步。

母乳喂养的宝宝免疫力更强。新生宝宝能从母体中获得天然的免疫抗体，这会让宝宝在出生的前 6 个月里较少生病。但随着这种抗体的逐渐减少，免疫力会有所下降，这也就是为什么有的宝宝在 6 个月后会频繁生病。而母乳喂养的宝宝这种现象会相对较少，这是由于妈妈的体内有完善的免疫系统，当妈妈接触到环境中的病菌时，免疫系统会及时反应，产生新的抗体，而这种抗体会随着乳汁直接传递到宝宝体内，保护宝宝免受病菌的侵袭。几十年来的研究表明，母乳能帮助宝宝避免各种疾病和不适，母乳喂养的宝宝患感染性疾病的概率也大大降低。

母乳喂养更能满足宝宝情感的需要。在喂母乳的时候，妈妈会把宝宝轻柔地抱在怀里，有时候还会拉拉宝宝的小手，摸摸宝宝的小耳垂，甚至一边哺乳一边跟宝宝说着话，在这些亲子互动的过程中，一边吃着香甜的母乳，一边闻着妈妈身上的味道，注视着妈妈温柔的目光，所有的一切都会让宝宝产生巨大的满足感，这不仅有利于建立宝宝的安全感，满足宝宝的情感需要，更有利于拉近母子之间的情感纽带。

科学哺喂

很多妈妈都知道母乳喂养的好处，但是不少妈妈却苦于乳汁不够！但有没有想过，也许是你的方法不对头？

怎样让乳汁充足

合理摄取充足的营养

喂母乳的妈妈应有合理的膳食安排，对各种营养素的需求比一般人多。膳食中应多吃高蛋白质的食物，如鸡、肉、鱼、虾、蛋、豆制品、牛奶等。此外还要吃足够的粮食、蔬菜、水果和汤水。不宜吃刺激性的食物，如辣椒、咖啡、烟、酒等。乳母营养缺乏会影响乳汁的分泌。

小贴士：催奶验方

木瓜花生大枣汤

原料：木瓜 750g、花生 150g、大枣 5 颗、糖（适量）

做法：

1. 木瓜去皮、去核、切块。

2. 将木瓜、花生、大枣和 8 碗水放入煲内，放入糖，待水滚后改用文火煲 2 小时即可饮用。

功效：饮用此汤对增加乳汁有显著效用。

黄豆炖猪蹄

原料：猪蹄 2 个，黄豆 200g，盐（少许），葱、姜（适量）

做法：

1. 将猪蹄洗净，用刀划口。

2. 将处理好的猪蹄放入锅中，加入黄豆、盐、葱、姜，再加清水用大火烧沸后，用小火熬至烂熟。

功效：连同汤汁一同喝下，对产后阴虚引起的乳汁不足有一定的调理作用。

早护理，为宝宝备好"粮袋"

　　不再是简单的清洗。在怀孕满 6 个月后，乳房的清洁护理就应该多一些程序了。此时，乳房护理的目的除了清洁乳房和乳头，还要使乳头强韧，预防产后哺乳造成乳头裂伤；矫正凹陷的乳头；适当按摩乳房有利于产后乳汁产生并使输乳管、输乳窦开放，有助于产后乳汁充盈。

　　将双手和双侧乳房分别清洗干净，乳头应避免用肥皂清洗，以免洗去外层的保护性油脂，同时注意清洗痂皮。清洗后可以用手托住乳房，自锁骨下乳房基底部以中指和食指向乳头方向按摩，以拇指和食指揉捏乳头以增加乳头韧性。每次时间不要太长，几分钟即可。擦干乳房后可将乳房暴露于空气中约 30 分钟，以避免产后乳头皲裂。

　　乳头扁平或凹陷者，除了在清洁时可以适当牵引外，还可以戴促进乳头突出的胸垫。

　　若孕妇有早产迹象或有早产记录，应避免刺激乳头，以免引起宫缩。进行乳头牵引时若自己感觉有宫缩时，则应立即停止。

　　及时更换乳罩。乳房需要支撑，最好选用有宽的肩带及可以调节背扣的乳罩。整个妊娠期乳房会不断增大，所以要经常测量大小，适时更换乳罩。

　　千万别穿化纤内衣。由于化学纤维有可能脱落而堵塞乳腺管，造成产后无奶或少奶，所以最好选用棉质的乳罩。

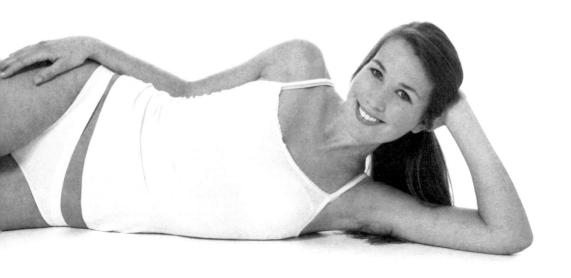

早让宝宝吸吮，发动泌乳反射

在新生儿出生后的30分钟内，马上让新生儿裸体趴在母亲胸前，吸吮母亲的乳头。这样的接触最好能保持30分钟。

为什么要这么早吸吮，而且还要持续一定的时间呢？因为新生儿在出生后20～50分钟时正处于兴奋期，此时，他的吸吮反射最为强烈，过后可能会因疲劳而处于睡眠状态中，吸吮力也没有出生时那么强了。因此要抓住这一时机，让孩子尽早地接触母亲，尽早地吸吮乳汁，这样会给孩子留下一个很强的记忆，过一两个小时再让他吸吮时，他即能很好地进行吸吮（未经早吸吮的孩子往往要费很大力气才能教会他如何正确进行吸吮）。

这种第一时间的吸吮，会使母亲体内产生更多的催乳素。催乳素从大脑释放到母体的血液中后，会刺激乳房的腺泡细胞产生乳汁。

早期乳房排空

一般来说，大部分母亲都能够分泌出和自己的孩子的需要相适应的乳汁量。婴儿的需要量大时，吸吮次数多，每次能将母乳吸干净，母亲的乳汁分泌也就会越来越多；反之，吸吮得少，吸不干净，乳汁分泌也会越来越少。但是婴儿需要量的增长是先于母乳分泌增长的，因而，不少母亲会有一种乳汁不够的挫折感。了解了这一点，问题就不难解决。

最好的解决方案是，在产后的最初几天，每次哺乳后都挤净乳房内的余奶（一般新生儿的吸吮力都会弱一些，即使没吃饱，也有不少新生儿吃着吃着就睡着了，但乳房内还会有少量的余奶）。一定要从各个方向向乳头依次挤净所有的乳窦。这样做，能使乳腺导管始终保持通畅，乳汁的分泌排出就不会受阻；这额外的刺激能通过泌乳反射促使下次乳汁分泌增多，以保证婴儿日益增长的需要。

掌握哺喂技巧，乳头和乳晕都要让婴儿吸到嘴里

乳汁分泌的多少与妈妈喂奶的技巧也有一定关系。无论是躺着喂还是坐着喂，妈妈全身肌肉都要放松，体位要舒适，这样才有利于乳汁排出。

保持良好的精神状态

　　生活有规律，睡眠要充足，经常保持愉快的心情，有利于母乳分泌。任何精神上的烦恼、忧虑、过度疲劳及睡眠不足都会影响乳汁的质和量。精神不好则食欲差，乳汁也会减少。

哺喂的方法

　　要让婴儿能吃好、吃饱、吃得舒适、吃得满足，母乳喂养需要讲究科学的方法。

哺乳前的准备

　　清洁乳头和乳晕：每次哺乳前应先为婴儿换好尿布，然后用肥皂洗净双手，换上清洁罩衣，解开上衣，轻柔按摩乳房，再用纱布或小毛巾蘸温开水清洁乳头和乳晕。切勿用肥皂水或酒精代替温开水清洁乳头。

　　喂奶保持信心和愉快的心态：精神因素对于妈妈的乳汁分泌有很大影响。妈妈在喂奶时要轻松愉快，对自己喂奶有信心，特别是第一次喂奶时，新生儿往往因含不住乳头而哭，吮乳无力而吃不好，这会让妈妈精神紧张，影响乳汁分泌。因此，喂奶时妈妈要保持良好的心态，不要紧张、烦恼、恐惧。

哺乳的方法

　　每次哺乳，宝宝最先吸入的乳汁叫前乳，之后吸入的乳汁叫后乳。前乳蛋白质、乳糖含量多，水分含量也多，所以母乳喂养的孩子，不需另外给水喝；后乳脂肪含量高，能为婴儿提供能量，保证他能吃饱。这就要求婴儿先吸空一侧乳房，再吸另一侧，这样才能得到全程乳汁。

　　孩子的胸腹部要紧贴母亲的胸腹部，下颏紧贴母亲的乳房。母亲可将拇指和四指分别放在乳房的上下方，托起整个乳房（成锥形）。

　　先将乳头触及婴儿的口唇，在婴儿口张大、舌头向外伸展的一瞬间将婴儿进一步贴近母亲的乳房，使其能张大嘴把乳头及乳晕的大部分吸入口内，这样婴儿在吸吮时既能充分挤压乳晕下的乳窦（乳窦是储存乳汁的地方）使乳汁排出，又能有效地刺激乳头上的感觉神经末梢，促进泌乳和喷乳反射，只有这种正确的吸吮动作才能使乳汁越吸越多。

如果含接姿势不正确，婴儿单单含住母亲的乳头，则不能将乳汁吸出来，婴儿因吸不到乳汁，就拼命加压于乳头，往往可造成乳头破裂、出血，喂奶时母亲会感到疼痛，从而会减少哺乳次数，缩短哺乳时间，这样乳汁分泌就更趋于减少。

哺乳后的处理

轻取乳头：当新生儿吸吮停止后，母亲可用食指轻轻按压其下颌，即可将乳头、乳晕从其口中拿出，切勿在口中紧吮的负压情况下，硬将乳头拉出，以防乳头受损。

俯肩拍背：喂哺结束后，应将新生儿直抱，将头靠在母亲肩部，轻拍其背部，使哺乳时吸入胃内的空气排出而发出"嗳"声。然后将新生儿略向左侧卧下，头部稍垫高，以免溢奶呛入气管。哺乳后不宜多翻身或平抱摇晃。

喂毕挤奶：哺喂结束后应将乳房内剩余乳汁挤空，可促使乳汁分泌增多。若由于某种原因暂时不能喂奶，应将双手洗净，将乳汁挤入清洁消毒后的奶杯中冷藏备用。

哺喂结束后，还应挤出几滴乳汁，令其在乳头上自然干燥，以保护乳头。

哺乳的时间

按需哺乳：既按宝宝的需要，也按母亲的需要

在婴儿出生第一两个月内，母乳分泌量较少，不宜刻板地按固定时间喂奶，可根据婴儿需要随时喂奶。特别是出生后的第一周，婴儿胃肠的容量比较小，母亲乳汁也较少，给婴儿吃奶的次数相应要多一些。这样一方面可以满足婴儿的生理需要；另一方面通过婴儿吸吮的刺激，也有助于泌乳素的分泌，继而乳汁量也会增加。

妈妈休息更重要

必须注意的是，保证初产妇每天有8小时以上的充分睡眠，是早下奶、多泌乳的基础。即使是按需哺乳，分娩后最初3天每天让婴儿吮吸乳头10次左右，每次约15分钟，也就足够了。如果吮吸过频，不但影响产妇休息，也很可能导致乳头水肿、皲裂，乳头疼痛，影响以后顺利泌乳、哺乳。

如果婴儿总是到点就醒，不吃就不睡，吃两口哼哼两声就睡过去，也许不是饿，而是一种习惯。一般来说，五六个月以后，白天的食物就可以满足生长发育的需要，因此没有必要晚上还喂奶。从两三个月开始，婴儿就会睡整觉了，而且夜里能睡得很好。

人的睡眠分6种状态，包括深睡眠和浅睡眠。夜里婴儿哼哼两声、动一动，很可能是在浅睡眠状态，这是很正常的，并不一定要将他抱起来晃一晃或抱起来给他吃奶，这样反而打扰了他的睡眠。

喂奶间隔自然延长

根据婴儿睡眠规律，可从每2～3小时喂一次逐渐延长到每3～4小时一次，逐渐改成夜间停一次，一昼夜共6～7次，4～5个月后可减至5次。

每次喂奶时间，每天都会有变化。第一天，每次每侧喂奶约2分钟；第二天，约4分钟；第三天约6分钟；以后为8～10分钟，即一次喂两侧共15～20分钟。每个婴儿吸奶时间都会有些不同，但不要让婴儿吸得过久，否则会咽入过多空气，易引起呕吐，而且也会养成日后吸吮乳头的坏习惯。

问题链接

初乳对提高宝宝的免疫力真的那么神奇吗？

初乳是妈妈产后5天内分泌的乳汁。它的颜色看起来黄黄的，虽然不多，但浓度很高，与成熟乳相比，初乳中富含分泌型IgA的免疫物质、蛋白质、各种酶类、碳水化合物和较少的脂肪。

说初乳是"天赐的营养"真是名副其实！因为初乳中分泌型IgA的免疫物质可以像油漆一样覆盖在婴儿未成熟的呼吸器官和消化器官黏膜的表面，以防止致病菌入侵，增加婴儿机体的免疫力及抗病能力。初乳中还含有溶菌酶，它同样具有阻止细菌、病毒侵入宝宝体内的功能。

怎样知道婴儿是否吃饱？

吃饱后的表现：婴儿连续吸奶15分钟左右，能安静入睡3小时左右，体重逐日上升（除出生后1周生理性体重下降以外），面色红润，哭声响亮，每日有2～4次黄色软便，小便6次以上。

饥饿时的表现：吸奶无力、时间短或吸奶时间虽长但无吞咽声，边吃边睡，吸奶后未满 2 小时即哭闹不安，但哭声洪亮，体重增加缓慢或不增加，大便色泽偏绿、干燥而量少。

新生儿期的婴儿食量小，90% 以上的妈妈都能正常分泌乳汁，让婴儿吃饱。

新生儿的参考胃容量变化及相应的母乳分泌量变化对照表

出生天数	初生	15 天	30 天
参考胃容量	30ml	60 ~ 80ml	80 ~ 140ml
母乳分泌量	2 ~ 20ml/ 次	500ml / 天	600 ~ 1000ml/d

吃母乳的宝宝长得慢吗？

世界卫生组织的研究发现，吃母乳和吃配方奶的宝宝生长状况会有所不同。与吃母乳的宝宝比起来，吃配方奶的宝宝体重增长要比吃母乳的宝宝快一些。但是，这并不是说吃母乳的宝宝生长发育迟缓。对宝宝来说，吃母乳是最安全的，而且宝宝的生长发育速度是最合适的。没必要去追赶！

所以，大可不必因为自己的宝宝比邻家的宝宝"小一号"而动摇母乳喂养的信心！另外，即使同样是母乳喂养的宝宝之间，也会存在生长发育的差异，只要宝宝在沿着自己的生长曲线健康、正常地生长，就不必担心。

妈妈怎样判断自己的乳汁是否充足？

婴儿一哭闹，人们首先想到，是不是由于母乳不足，婴儿没吃饱而引起。为消除这方面的疑虑，可对母亲的乳汁分泌量做一个大致的估计。

如何估计妈妈的奶水量是否能满足婴儿的需要呢？一般说来，产后 1 ~ 2 周起妈妈在哺乳前常有乳房饱胀感，哺乳时有下奶感，能听到婴儿吸奶时的吞咽声，在两次哺乳之间，婴儿往往很安静，有满足感，眼睛明亮，反应灵敏，这说明妈妈的乳汁量能满足婴儿的需要。此外还可以从以下几个方面来进行观察：

婴儿排尿次数和颜色：如果只喂母乳，不添加水和其他辅食，婴儿一天 24 小时内有 6 次以上的小便（尿湿 6 块以上布制的尿布），尿液呈无色或淡黄色，说明他进食的奶量足够；如果他还是经常哭闹，则一定有其他原因。但如果喂过水或其他辅食，用这种方法进行奶量估计就不准确了。

婴儿的体重：如果产后一周起每周婴儿体重增加超过 125g，或一月长了 500 ~ 1000g，则表示婴儿体重增长良好，也说明母亲的奶量充裕。

听说母乳喂养提倡坚持到孩子两岁，我想坚持，可我该怎么做呢？

半岁前，母乳能为孩子提供全部的营养需要，并且含有大量的免疫球蛋白，这种天然的优势是其他食物所不能提供的；半岁后，母乳仍是很重要的一部分营养，但营养提供已不是母乳喂养最主要的功能了，这时，更突出的功能是情感交流，母乳哺喂让孩子情感需求得到满足，让他更有安全感。

上班以后，如果妈妈每天哺乳能坚持不少于 3 次，母乳喂养就可以坚持下来，并喂到两岁。如果认为上班一忙就没奶了，失去了坚持母乳喂养的信心，那就不容易坚持下来。为什么妈妈从单位回来，你见到孩子就有奶了？这和母乳的分泌机制也有关。泌乳反射、排乳反射受妈妈情感的支配。如果你特别想喂，脑垂体就会生成泌乳激素、排乳激素，可促进乳汁的分泌和排出。所以，如果要让自己的乳汁充足，妈妈除了要保证营养，还要有快乐的情绪，要有一种我的奶足够孩子吃的信心，这样才能够坚持母乳喂养。

母乳喂养的宝宝需要补钙吗？

母乳每 100ml 含钙量只有 34mg（牛乳含钙量高达 117mg），但母乳中钙和磷的比例为 2:1，最适于钙的吸收。当宝宝每天的鱼肝油需要量得到满足时，1 岁内母乳喂养的宝宝每天可从母乳中得到 225 ~ 250mg 的钙元素，所以对 6 个月内母乳喂养的宝宝，并不强调额外补钙；而 6 个月至 1 岁母乳喂养的宝宝也只要稍微额外补充一些钙就够了，而这些通过添加含钙的米粉等辅食就基本够了。在这种情况下，宝宝如果没有明显缺钙症状，就没有必要补充钙剂。

奶下来时，乳房胀痛怎么办？

乳房过于膨胀，宝宝吸吮困难的时候，不妨先用手挤出少量奶来，然后再让宝宝吸吮。如果宝宝吸吮不能解决问题，可以用毛巾热敷乳房，同时进行按摩，手法和力度以不伤害乳房皮肤且母亲能忍受为宜。还可以借助吸奶器，但由于吸奶器是局部用力，力量也难以控制，往往让母亲觉得很疼。

产后疏通乳腺，现在流行请催奶师。催奶师一般所做的主要就是乳房按摩。乳房按摩的关键在于掌握度。按摩会有点儿疼，但不是要疼得让您忍受不了，最初的一次按摩可能需要 1 个小时左右。

宝宝腹泻时还能喂母乳吗？

传统的观念认为宝宝腹泻应该禁食几个小时，甚至应禁食 12 个小时以上，以为这样可以让胃肠道休息休息，可能会起到止泻的作用。以前还有书上将"禁食"作为治疗措施之一。

近年来对腹泻的治疗，尤其是对要不要禁食这一点，在观念上有了明显的转变。新观念认为婴幼儿患轻、中度腹泻不宜禁食，仍需继续喂食。原先母乳喂养的，应继续母乳喂养，但两次间隔的时间比平时要延长一些；如果平时是用牛奶喂养的，可用等量的米汤稀释。这些都是为了预防腹泻后的营养不良。

每次喂奶前都需要擦拭乳头吗？

只要保持乳头清洁即可，无菌并不利于宝宝。肠道正常菌群的建立与母乳的喂养密切相关，成分是最适合宝宝的，这点我们大家都知道。但母乳喂养和配方奶喂养还有一个区别，就是正常的母乳喂养是有菌喂养，妈妈的乳头、乳管内都有细菌，宝宝吞咽母乳的时候，也吞咽下了细菌，这些细菌对于宝宝的肠道菌群成熟很有帮助，所以母乳喂养的宝宝过敏情况相对少。而奶瓶喂养的宝宝如果奶瓶、奶嘴都经过消毒，喂养过程就是无菌的，宝宝接触不到细菌，会影响免疫系统的成熟，也更容易造成过敏。

如果在喂奶前把乳房擦得非常干净，挤出最初的几滴乳汁再喂宝宝，就把有菌喂养变成了无菌喂养，宝宝的肠道因为没有接触到细菌，就会延迟肠道菌群建立，身体的免疫系统也因此而无法尽快成熟，反而对宝宝的身体不利。

在母乳喂养开始之前，我需要做好哪些准备？

第一，是为宝宝准备好乳房，比如可以先检查一下自己是否有乳头内陷等情况，

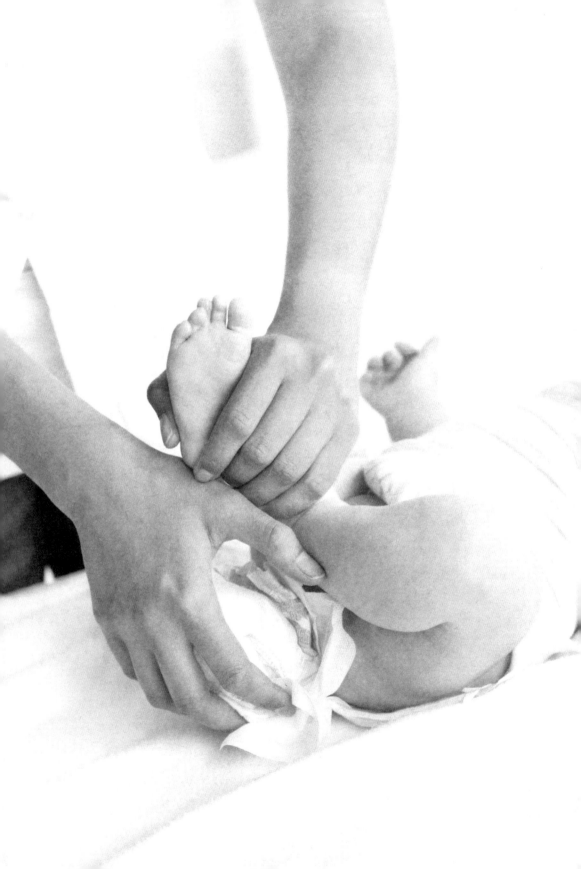

如果有的话，要及时纠正。第二，最好从现在开始学习一些母乳喂养知识，多了解掌握母乳喂养的知识，尤其是正确的哺乳姿势。第三，要有思想上的准备。哺乳不仅仅是一个母亲的天赋本能，也是一门需要学习的艺术。从哺乳姿势上来说，它需要母亲与宝宝之间不断地尝试、磨合。第四，新生儿一天要吃 8 ～ 12 次母乳甚至更多，刚开始妈妈会非常辛苦。成功的母乳喂养不仅需要母亲有足够的信心、耐心和不断坚持的勇气，也要努力取得家里人的理解和支持。第五，就是要充满自信，放松心情。

最初那些天，宝宝应该多长时间喂一次？

新手妈妈要做好思想准备，您的宝宝在最初几个星期里，基本上要平均每两个小时吃一次奶，或者是在 24 小时内吃 8 ～ 12 次奶。一般 3 个月之后，乳汁分泌量达到孩子的要求，泌乳的供给将达到平衡，做到真正的按需喂养。

新生儿发热时能喂母乳吗？

发热时机体要消耗较多的能量及水分，退热时往往因大量出汗而致体内水分消耗增加。而母乳中含有较多的免疫物质，可使新生儿受感染的机会相对减少，发热的发生率亦相对降低，发热的程度也相对减轻。另外，母乳中还含有大量的水分及多种矿物质，可补给因发热而丢失的液体及电解质，同时也可供给足够的热量。因此，当新生儿发热时不但可以正常喂母乳，而且还要增加喂奶的次数。做到了这一点，新生儿不但不会因发热出大汗而致虚脱，同时还能促进身体的恢复。

可以两侧乳房换着吃吗？

乳汁充沛是值得庆贺的好事！但是也别因为心疼奶水而进行错误操作。一般来说，正常情况下，应该让宝宝吃完一侧乳房再换到另一侧，这样宝宝可以吃到前奶和后奶，营养均衡。如果换来换去，会导致宝宝前奶摄入过多，后奶摄入不足，其结果是宝宝大便呈绿色，身高、体重增长都不达标。

另外，对于乳汁不是很充沛的妈妈来说，宝宝吃一次奶，不一定换一次就够了，有些宝宝需要换几次才能满足。

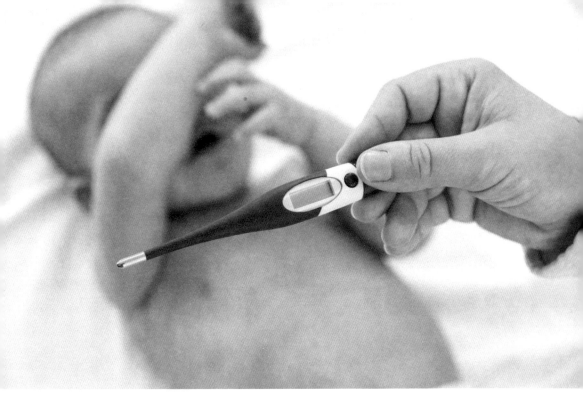

宝宝吃完奶后，一定要把奶吸空吗？

完全省掉这一步恐怕不妥，因为经常的胀奶会给你的乳房带来损伤。但也没有必要每次完全吸空乳房，因为这样会让你的身体产生错觉，制造更多的乳汁。可以每次喂奶之后，用手把多余的乳汁挤掉一部分，直到不感觉胀为止。

感觉奶好像不够了，要加配方粉吗？

最大的可能性不是你的乳汁不够了，而是你的宝宝到了猛长期。通常情况下，宝宝在1周、3周、6周、3个月及6个月左右的时候，会面临生长发育的冲刺阶段，他会比平时需要更多、营养更丰富的奶水来满足身体生长的需要。因此就会不断地吃奶，不断地让妈妈抱着，这是宝宝高明的"求生技巧"，通过频繁吸吮来刺激母亲制造更多的乳汁。在这种时候，坚持勤喂几天，一旦乳汁分泌量达到宝宝的要求，他的吸吮自然会降低频繁程度。

在这种时期，妈妈们更需要坚持母乳喂养，而不是沉不住气添加配方粉。宝宝频繁地吸吮，就是在帮助妈妈分泌更多的乳汁。

母乳喂养的注意事项

避免奶头错觉

在哺喂新生儿时有时会出现一种异常现象，婴儿虽然很饿，但是不愿吸吮母亲的乳头，刚吸一两口就不好好吸吮了，细问缘由，原来是妈妈们都给这些婴儿使用过橡皮奶头。这种现象医学上称之为"奶头错觉"。因为用奶瓶喂养与母亲哺乳时婴儿口腔内的运动情况是不同的，用奶瓶喂养时，婴儿只需用上下唇轻轻挤压橡皮奶头，不必用舌头裹住奶头去用力吸吮，液体就会流入口内。而吸吮母亲乳头时，婴儿必须用舌头将乳头顶向硬腭，用这种方法来挤压出积聚在乳晕下（乳窦中）的奶汁。相比之下，吸吮橡皮奶头省力，容易得到乳汁。而母亲必须在有力的吸吮刺激下才能泌乳，如果婴儿拒绝吸吮母亲的乳头，就严重地影响了母乳喂养的顺利进行。所以，妈妈千万得注意，不到万不得已，不要用奶瓶及橡皮奶头进行喂养。

产后一周再催奶

许多产妇的家人都会在她产后不久就送来各种催奶的食品，其实，这样做是太性急了。一定要记住，在输乳管还未完全畅通之前，千万不要采用任何催乳法！

事实上，分娩后的第一周内食物宜清淡，应以低蛋白、低脂肪的流质食物为主。此后可适当增加营养。如果第一周内就食用高蛋白、高脂肪的食物，会使初乳过于黏稠，容易引起乳腺导管堵塞症。大量分泌的乳汁会加重乳房胀痛，反过来又进一步抑制乳房的造乳功能。

在整个哺乳过程中还应始终避免食用含雌激素的食品，如雌性的动物、家禽和鱼类等。这是由于在食用这些雌性食物时，会同时摄入过多雌性激素。产妇体内的过量雌性激素会抑制催乳激素，导致泌乳量的减少。因此，民间流行的产妇进补老母鸡汤的做法实际上是错误的。有经验的老中医会建议初产妇食用会啼叫的公鸡来帮助催乳；泌乳量过多时，则可适量食用母鸡。

前奶、后奶，吃全了才好

对婴儿来说，母乳易消化、好吸收，含有免疫物质，可帮助婴儿抵抗疾病，又能避免牛奶蛋白过敏所造成的伤害。

在每次喂奶当中,乳汁的成分是在变化着的。一般将乳汁分为前奶和后奶。两者所含营养成分有所不同。喂奶时,婴儿吃了大量的前奶,就得到了所需要的水分和蛋白质,因而纯母乳喂养的宝宝,在出生后 4 个月内一般不需要额外补充水。后奶能提供许多热量,使婴儿有饱腹感。

哺乳时不要匆忙,切不可将开始的前乳挤掉,也不可还没喂完一侧又换另一侧。应该让婴儿既吃到前奶又吃到后奶,这样才能为婴儿提供全面的营养。

避免突然断奶

如果事先不做准备突然断奶,会对孩子的心理造成很大的打击。他会认为妈妈抛弃他,不要他了,情绪极不稳定,进而影响进食;孩子没有适应其他食物的过程,也很容易生病。

代谢异常的新生儿,母乳喂养要慎重

苯丙酮尿症和枫糖尿病都是代谢异常性疾病,是由于体内缺乏某些酶,使食物中的某些物质不能被代谢,如果那些物质在体内蓄积的量过大,就会对中枢神经系统造成损害。所以,患有这些病的新生儿要特别小心饮食问题,可采用部分母乳喂养,同时加用低苯丙氨酸的配方粉(苯丙酮尿症)或低蛋白质饮食代用品(枫糖尿病)。另外,还要定期检测血中未被代谢的物质的含量,视情况调整母乳和其他食物的比例。

半乳糖血症也是一种代谢异常性疾病。由于酶的缺陷,使乳糖的代谢产物半乳糖 -1- 磷酸和半乳糖醇增多,这些物质蓄积于体内后可引起神经系统损害而导致智力低下,并可伴有黄疸、低血糖、白内障、肝脏肿大、继发性出血等较为严重的症状。因为乳糖是乳汁中的主要糖类,所以,患本症的新生儿应立即停止母乳喂养,而改喂不含乳糖的大豆类代乳品较为合适。

妈妈母乳喂养的禁忌证

● 妈妈患活动性结核病或人类 T- 细胞淋巴病毒 I 或 II 型阳性。

● 妈妈接受放射性同位素诊断检查或治疗,工作环境中存在有放射性物质。

- 妈妈接受抗代谢药物、化疗药物或一些特别的药物治疗期间。
- 滥用药物的妈妈。
- 妈妈的乳房患有单纯疱疹病毒感染。
- 妈妈有 HIV 感染。

妈妈母乳喂养的非禁忌证

有以下情况的母亲，请向医生咨询，有些人在医生的指导下可以继续以母乳喂养婴儿，有些人则不可以，要依具体情况而异。

- 妈妈乙肝表面抗原阳性。
- 妈妈患有丙型肝炎（血液丙型肝炎病毒或病毒–DNA 阳性）。
- 妈妈发热。
- 妈妈工作环境中有少量化学物质。
- 妈妈为巨细胞病毒（CMV）血清阳性携带者，喂养前母乳需冷冻或加热消毒，以降低母乳中 CMV 病毒载量。

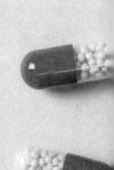

- 抽烟的妈妈可以进行母乳喂养，但不能在婴儿房间内吸烟，还应尽快戒烟。
- 母乳喂养的妈妈避免饮用含酒精饮料。若偶尔饮用少量酒精饮料，必须 2 小时后才能给予母乳喂养。
- 绝大多数患黄疸和高胆红素血症的新生儿不应中断母乳喂养。极少数严重高胆红素血症的婴儿，可短期终止母乳喂养。

——引自 2005 年 2 月发表于美国《儿科》杂志的《母乳喂养指南纲要》

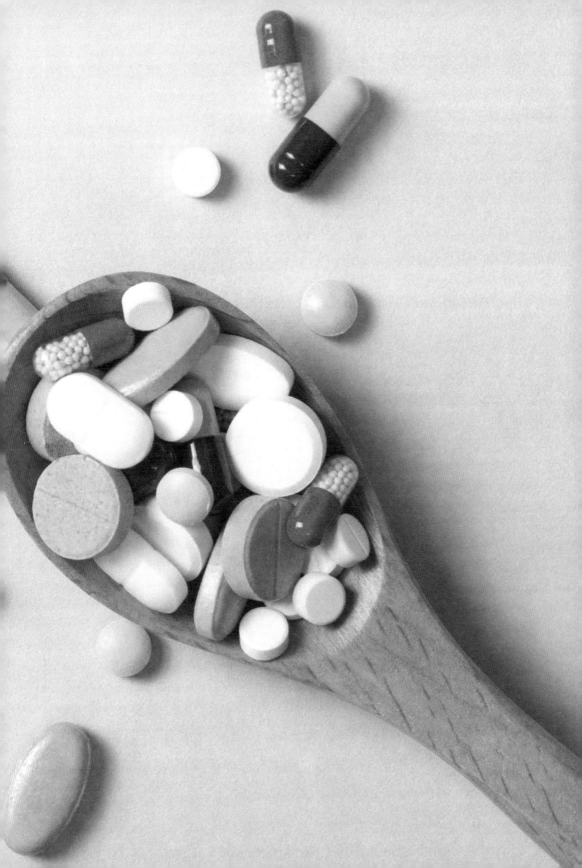

混合喂养

如果采用了种种措施母乳仍不足，就应在每次喂完母乳后添加配方粉以补充母乳的不足。母乳量不足或因某些情况不能按时喂奶而用配方粉来代替一部分母乳的喂养，叫混合喂养。混合喂养一般有两种喂养方法。

补授法

即每次喂母乳后补充配方粉的方法。此法适于从新生儿至 6 个月以内婴儿的喂养。新生儿采用补授法喂养时，每次补奶应根据母乳缺少的程度来决定补奶量。一般先哺母乳，再喂配方粉时让新生儿自由吮吸，直到吃饱为止。试喂几次后，再观察新生儿吃奶后的反应，如无呕吐，大便正常，睡眠好，不哭闹，可以确定这就是每次该补充的奶量。但还要根据新生儿每天身体增长的情况，逐渐按需要增加奶量。

代授法

一次喂母乳一次喂牛奶，间隔喂养的方法。此法容易使母乳减少，最好在 6 个月以后采用。

问题链接

混合喂养或人工喂养的宝宝需要补钙吗？

对于混合喂养或人工喂养的宝宝，钙剂的补充量主要根据下面两种情况来决定：一是宝宝喝的是什么种类的奶；二是宝宝每天喝入的奶量和所吃食物的种类。

如果宝宝喝的是配方粉，而且每天的摄入量足够，一般不需要额外补充钙剂；如果宝宝喝的是鲜牛奶，尽管含钙量高，但由于牛奶中钙和磷的比例不合适，影响了钙的吸收，所以仍要额外补充钙。

一般来说，宝宝全天从食物中获取多少钙量，应该根据食物的种类来决定。6 个月以下混合喂养或人工喂养的宝宝，每天应额外补充 150mg 左右钙剂，6 个月以上的每天应额外补充 200mg 钙剂。

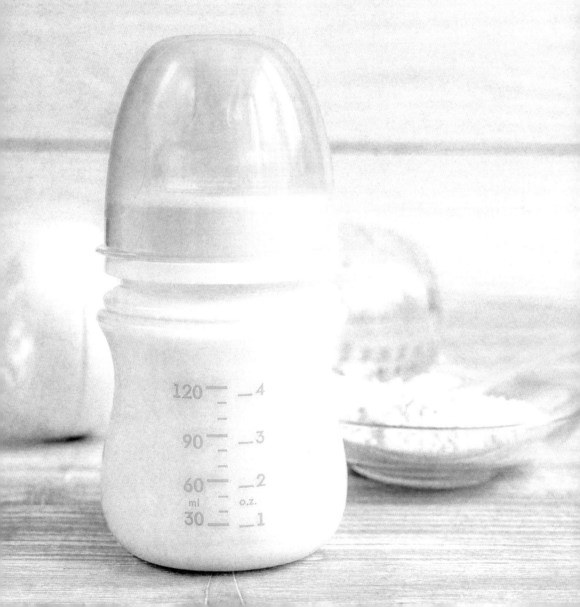

人工喂养

奶的选择

鲜牛奶、普通配方粉、配方粉，选哪一种

婴儿不宜直接喂鲜牛奶和牛奶直接干燥后形成的配方粉。

鲜牛奶中蛋白质和矿物质的含量大大高于母乳，这对于胃肠道和肾脏发育还不完善的小婴儿来说，消化和排泄的负担实在都太重了。牛奶中的钙和铁的含量虽然接近母乳，钙的含量甚至还远远高于母乳，但是由于吸收率低，小婴儿从中的"获益"仍然低于母乳。更不用说其中的维生素、微量元素含量低，还缺乏母乳中富含的最适合小婴儿需要的抗体了。如果不得已选用了鲜牛奶喂养，妈妈一定要把鲜牛奶稀释以后加糖，再给小婴儿喂。不过，有些袋装的鲜牛奶已经稀释过，妈妈一定要认真看包装上的各种说明，按标示的各种含量来决定怎样喂。

配方粉是为了满足婴儿的营养需要，在普通配方粉的基础上加以调配的奶制品。与普通配方粉相比，它去除了部分酪蛋白，增加了乳清蛋白；去除了大部分饱和脂肪酸，加入了植物油，从而增加了不饱和脂肪酸、DHA、AA；配方粉中还加入了乳糖，含糖量接近母乳；降低了矿物质含量，以减轻婴幼儿肾脏负担；另外还添加了微量元素、维生素、某些氨基酸或其他成分，使之更接近母乳。根据世界各地儿童喂养研究结果，人们重新认识了母乳喂养的重要延续物——配方粉的使用和乳类营养在人类健康促进中的作用。

配方粉与一般配方粉的三大区别：

（1）配方粉的蛋白质和矿物质含量比普通配方粉低，更接近母乳。

（2）配方粉重新调整了各种蛋白质的比例和不同脂肪的比例，例如，其中的不饱和脂肪酸的比例比普通配方粉高。

（3）配方粉添加了乳糖、微量元素和维生素。

通过这样的调整以后，比起一般配方粉，配方粉的成分就比较接近母乳了。

配方粉虽好，仍不及母乳

配方粉不含母乳中特有的适合于孩子的抗体；配方粉营养成分吸收率低于母乳；

母乳成分和味道随妈妈饮食和情绪的变化而变化，能让孩子尝到更多的味道，获得丰富的体验，而配方粉做不到这一点。

所以，只要可能，妈妈要尽量自己喂哺孩子；当母乳喂养实在无法实施时，配方粉应该是妈妈的首选。

如何选择配方粉（详见第四章超市奶品细细挑）

最简单可行的办法是认品牌，认厂家。婴儿配方粉无论是成分，还是生产的工序，与其他所有的配方粉都不一样，它更复杂、要求更高。现在，国内只有大型配方粉企业才有生产这种配方粉的实力，一般的中小企业大多不具备这种条件。这一点，也决定了婴儿配方粉的价格不可能很便宜。

奶具的选择与消毒

奶具应选择直形奶瓶，软硬适度的奶头。奶头开孔大小要适宜。此外还应备有专用的匙、碗、杯、锅、洗瓶刷、盖布及擦布等供配制乳液用。

新生儿所用的奶具及配制乳液的用具必须每次消毒。将奶瓶、奶头等洗刷干净，放入冷水锅中煮沸 10 分钟后，立即取出晾干备用，以保持清洁和消毒质量。每次取用时，必须洗净双手。

奶量的计量

根据配方粉包装上的说明来给孩子定奶量，可能不适合你的孩子，因为孩子的体重、胃口等都是有差别的。可以根据孩子的实际体重来算出他每日需要的总热量和总奶量，然后再根据包装上的说明书来算出孩子每次应该吃多少，作为参考。

比如，孩子体重 4kg，按照每千克体重每天需要 100 ~ 120Kcal 热量、150ml 水计算，这个孩子大约需要 400 ~ 480Kcal 热量、600ml 水。如果用每 100g 含520Kcal 热量的配方粉，那么孩子每天要吃 77 ~ 92g，分 8 次喂，每次大约要吃10g 左右。再根据量勺的容量就可以算出每次需要多少勺配方粉、要加多少水了。

你家的宝宝有多重？你选的配方粉热含量是多少？自己算一算，就知道要给宝宝喂多少啦！

配方粉的冲调方法

冲调三法则

（1）水温选择：40 ~ 60℃。婴儿配方粉中很多成分在高温（高于 70 ~ 80℃）下会出现变性，从而影响营养效果。婴儿配方粉冲调使用的水温应为 40 ~ 60℃。

（2）先加温水后加配方粉。在冲调配方粉时，先在奶瓶中加入温水，即先在奶瓶中加入 40 ~ 60℃的适量的洁净水（注意看清楚刻度，奶瓶的刻度有时候不准确，要用量杯或者注射器装上水来校准），再根据所加水量，按照说明书的要求加入适量的配方粉，充分混合后即可。

（3）加配方粉的时候，应该用刀背刮平专用舀配方粉小勺的勺口，以免过多的配方粉增加奶的溶质浓度。

冲调二忌

（1）别用矿泉水冲调婴儿配方粉。因为矿泉水含有一些矿物质，会影响配方粉

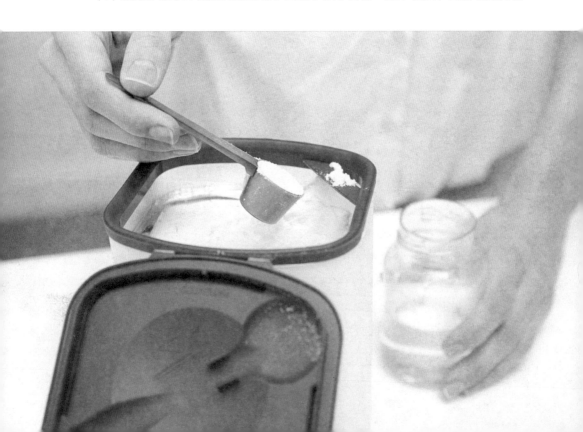

本身矿物质的含量，因而有可能影响配方粉中各种矿物质之间的平衡。

（2）不要把小勺装得满满的、压得实实的，否则冲好的奶汁容易过稠，婴幼儿消化能力差，过多、过浓的奶液会让他们肠胃不适。

试乳温

每次喂奶前需先试奶液的温度是否适宜。试温方法只需倒几滴奶液于手腕处，不感到烫或凉为宜。切勿由成人直接吸奶头尝试，以免将成人口腔内的细菌带给婴幼儿。

喂奶的姿势和技术

喂奶时，婴幼儿斜躺在妈妈怀里，将奶头塞入小嘴中时奶液务必充满奶头，以免空气吸进。如果是给新生儿喂奶，喂奶后要将他抱起，头伏在妈妈肩上，轻拍背部，使空气排出，避免漾奶。

喂奶时间

每隔 2.5 ~ 3 小时喂一次奶。

补充水分

牛奶含蛋白质与无机盐比母乳多，故用配方粉进行人工喂养的新生儿所需的水量较多。每日每千克体重约需 100 ~ 150ml 水。在两次喂奶之间应加喂一些温开水，这样一方面有利于婴幼儿体内生理代谢的进行，另一方面还可以清洁婴幼儿口腔。

问题链接

孩子喝配方粉上火怎么办？

"上火"只是民间通俗的说法。如果奶冲得过浓，奶中的酪蛋白含量过高，孩子不易消化，大便中就会形成奶瓣，并出现便秘，即所谓的"上火"。此时注意多给孩子喂些水，就可以缓解了。

如果孩子对牛奶过敏,该怎么办? 怎么判断孩子是牛奶过敏? 是否会一辈子都过敏?

对奶中的蛋白质过敏的成人大约有1% ~ 2%。当他们饮用牛奶时,常出现哮喘、湿疹、发烧、周期性头疼等症状。这样的人一定要避免食用牛奶和奶制品。

尽管在不同的国家,孩子对奶中的蛋白质过敏的情况可能存在着极大的差异,不过,食物过敏的现象的确是越来越严重了。人们还没有完全了解食物引发人体过敏的机制,但是,人们已经知道,奶中引起人最严重过敏的物质是乙种乳球蛋白,过敏的征兆是拉稀和呕吐,也可能会引起湿疹和呼吸系统障碍。

在0 ~ 1岁的婴儿中,大约有10%对奶过敏。不过,到3岁时,其中80%对奶已经脱敏,不会再引起过敏反应。有3%的4岁以下孩子对奶中的蛋白质过敏。如果孩子已经1岁多了,牛奶的营养成分对他已经不是最主要的了,可以用蛋类、鱼类和肉类补充蛋白质,每天喝250ml豆奶也是可以的,不会耽误孩子的生长发育。

第三章
奶制品完全营养方案

　　所有的宣传都说牛奶是最好的补钙食品。所以一般都以为，特别爱喝奶的孩子，骨头肯定结实。可是，我们也听到一个实例，有个孩子上小学以来，每天把奶当水喝（大约每天喝 6 ～ 8 盒奶），却已经骨折两次了。

　　看来，孩子的营养必须讲究多样、平衡、适量，再好的东西也不能一味"多多益善"。为了孩子能很好地吸收，需要讲究正确的方法。

饮奶时间攻略

一日中最适合的饮奶时间

早晨：将牛奶安排在早餐内，也许是多数人的习惯。但是一早起来腹内空空，此时喝奶不利于奶中营养物质的消化和吸收，所以似乎是不适当的。

如果能在喝奶前先吃一些面包、饼干之类的东西，或者把米饭、麦片、玉米等加入牛奶中做成牛奶粥，问题就能解决了。而且这样的早餐还是营养品质很高的早餐，因为牛奶中过剩的必需氨基酸与其他食品混合，可以大大提高这些食品的生物学价值，也能平衡食物中的矿物质和维生素。

工间、课间或午点：在上午 10 点左右或者下午 4 点左右，加一次牛奶餐，可以快速补充营养。对于那些正处在生长发育期、脑力和体力都消耗比较大的孩子来说，更有必要。幼儿园的孩子，可以在午点中加牛奶。

睡前：牛奶中含有镇静和催眠作用的物质，因此，晚上喝牛奶有利于睡眠。

当然，小婴儿吃奶没有上面这些时间上的讲究。

饮用搭配方法攻略

饮用搭配八忌

忌空腹喝

空腹时，胃肠运动速度会比较快。但是牛奶中的蛋白质和乳糖等营养成分，要经过小肠充分消化后，变成氨基酸、半乳糖和葡萄糖，才能被人体吸收和利用。空腹喝奶，奶会很快通过胃肠道，不容易被充分消化和吸收，牛奶的营养价值也就无从实现。

空腹时也不宜喝酸奶，因为这时乳酸菌易被胃酸杀死，其营养价值会大大降低。最佳的饮用酸奶的时间在饭后 2 小时左右，而且也最好与其他食品搭配着吃。

忌冰冻

有些人把鲜牛奶放到冰箱的冷冻室里冰冻，饮用前化开再喝。这是不好的。因为经过冰冻，牛奶中的蛋白质和其他营养成分会发生变性，再遇热就会发生沉淀，使营养成分遭受损失，还会产生一些异味。

忌与糖同煮

如果把糖放在奶中一起煮，白糖分解而成的果糖会和奶中的赖氨酸形成果糖基赖氨酸，不利于人体消化和利用，还会有损健康。

另外，牛奶中不宜加红糖。因为红糖中含有草酸和苹果酸，会使牛奶中的蛋白质变性，不利于人体消化和利用。而且加糖量要适当，大量加糖会致使宝宝体内发酵过盛，过分刺激胃肠蠕动可能引起腹泻，肥胖、龋齿、食欲不振也都与食糖过多有关。

忌加热酸奶

酸奶中的活性乳酸菌，如经加热或开水稀释，便会大量死亡，不仅特有的味道消失了，连营养价值也会损失殆尽。

忌与茶同饮

牛奶中含有丰富的钙离子，而茶叶中的鞣酸会阻碍钙离子在肠胃中的吸收。所以，牛奶与茶同饮，会减弱牛奶的营养作用。

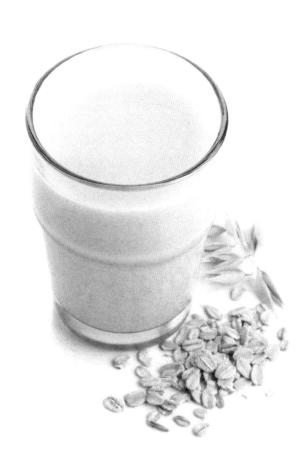

忌与巧克力同食

牛奶含有丰富的蛋白质和钙，而巧克力含有草酸，两者结合会产生草酸钙，影响钙的消化和吸收。

忌与药物同服

牛奶中的钙、磷、铁等矿物质可能会和某些药物中的有机物发生化学反应，形成稳定的络合物或难溶性的盐，使牛奶和药物中的有效成分受到破坏，难以被胃肠道吸收，降低了药效，影响了牛奶的营养，有时还会形成新的有毒物质。

有些小婴儿患有慢性疾病（如佝偻病、贫血等）或生长发育不良，医生会建议在饮食的基础上添加钙、鱼肝油或铁制剂等。但是不要将这些药物加入配方粉内喂养。

忌与橘子等酸性水果同时服用

这样会影响奶的营养成分的吸收，也会引起消化不良。

饮用搭配法则

现挤的牛奶不安全

饮用没有经过检验的现挤牛奶是不安全的。饮用消毒过的牛奶，才是乳品消费者健康的基本保证。

喝奶的同时用自然的方式补充维生素 D

为了保证奶制品中的钙得到更高效的吸收，应注意用自然的方式补充维生素 D，比如晒太阳，就是一种最经济的做法。另外，还可以给孩子提供富含维生素 D 的食物，如强化了矿物质和维生素的工业化米粉、蛋黄、蔬菜、新鲜谷物、鱼油、动物肝脏以及海鱼等。

含膳食纤维的食物是奶的最佳伴侣

牛奶含除了膳食纤维以外的人体需要的其他 6 种营养物质，包括蛋白质、脂肪、碳水化合物、矿物质、维生素和水。专家建议，不要空腹喝牛奶，最好搭配着吃一些含膳食纤维的食物。比如富含大量膳食纤维的面包、饼干等，使营养吸收更充分、更均衡。

问题链接

高温消毒会不会破坏奶中的营养成分？

仅仅煮开牛奶对其中营养成分的影响并不太大，只是维生素 C 受到了破坏，但

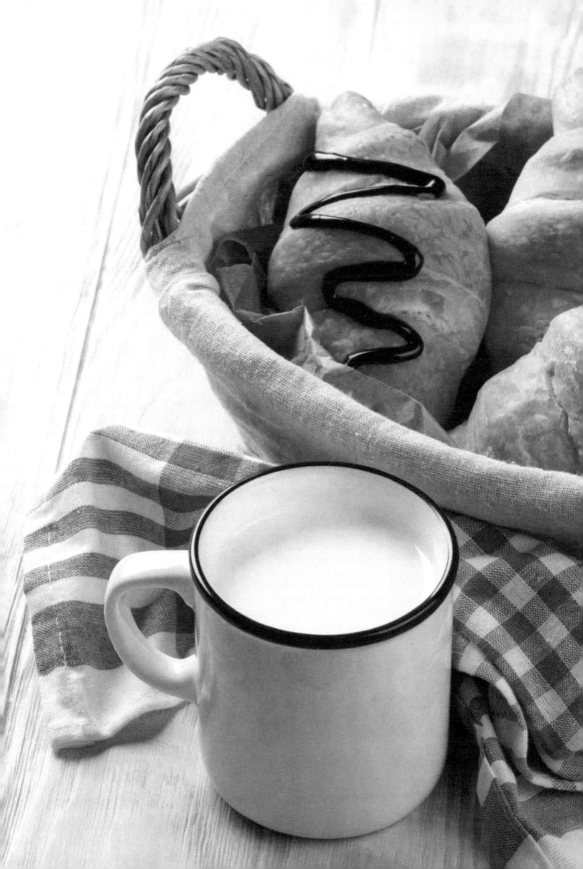

人们可以通过新鲜蔬菜和水果获得充足的维生素 C。另外，牛奶加热后乳糖也会稍受损失，但损失程度并不高。不过要注意，长时间煮沸对牛奶营养成分的破坏就比较大了。

我喝了牛奶或吃了奶制品后，常会腹胀、难受，可我周围其他人却不会，难道喝牛奶也分适合体质与不适合体质吗？可不喝奶我又担心营养不够，该怎么办呢？

有人喝牛奶或食用奶制品后，常会腹胀、腹鸣，甚至出现腹痛和腹泻，使这些人不再想喝奶，甚至连奶糖也不敢吃了。研究证实，其主要原因是由于体内乳糖酶减少或缺乏，不能很好地消化奶中的乳糖。这就是乳糖不耐受症。

牛奶中含有乳糖，它不能被小肠直接吸收，必须在乳糖酶的作用下变成半乳糖和葡萄糖后，才能被肠道吸收。如果人体内的乳糖酶不足，牛奶中的乳糖不能被完全消化，就会发生上述消化道症状。

哺乳动物生下来就是靠吃奶生存的，人也不例外。因此，婴儿体内有足够的乳糖酶来消化乳汁。由于先天性乳糖酶缺乏，生下来就不能耐受母乳或牛奶的婴儿极为少见。

但随着年龄的增长，乳糖酶活性会逐渐下降或消失，出现乳糖酶缺乏或乳糖不耐受的问题。所以，大些的孩子可能会表现出对奶不适应的现象。

全世界约有 75% 的成人乳糖酶缺乏，所以，这是个世界性的问题。研究证明，我国 7～8 岁的儿童中有 87% 发生乳糖酶缺乏，乳糖不耐受症发生率为 30% 左右。

有乳糖不耐受症的人仍可以适当饮用牛奶。研究表明，其中大多数人每天仍能耐受10g乳糖。每100g牛奶含乳糖约3.4g，所以，乳糖不耐受者每天仍可以饮用300g（即1袋）牛奶。但要注意，不要空腹喝，应在吃了一些其他食物以后喝，每次的量不要超过 100ml，每天可增加一点量，以逐渐适应。

也可以用发酵的酸奶制品替代牛奶。含有乳酸菌的酸奶中，1/3 的乳糖已被消化，更适合乳糖不耐受者饮用。低乳糖鲜牛奶或无乳糖配方粉，也是不错的选择。

加热方法攻略

加热五忌

●忌将塑料袋包装的鲜牛奶直接加热，因为塑料加热会产生"二噁英"等有害物质。

●忌把屋形、砖形或其他形状复合材料包装的牛奶放到微波炉里加热，因为这些复合材料中可能有铝箔等金属材料。

●忌长时间煮沸。当加热到 60 ～ 62℃时，牛奶会出现轻微的脱水，产生蛋白质变性；加热到 100℃左右，还会生成少量的甲酸，使牛奶带有酸味。此外，煮的时间太长，奶中的维生素等营养物质也易遭到破坏。

●忌用铜质器皿热奶。因为铜会对牛奶加热时所发生的化学反应有催化作用，从而加速营养素（如维生素 A）的损失。

●酸奶忌加热。酸奶中的活性乳酸菌在用微波炉或明火加热后会大量死亡，同时酸奶特有的风味也会消失。所以，喝酸奶前不要加热。如果不喜欢太凉的酸奶，可以早点从冰箱中取出，在室温下放一段时间。酸奶最适宜在 10 ～ 20℃饮用，因为这时酸奶的口味、质感都较好。

加热三法则

●用微波炉专用的玻璃或瓷器盛放鲜牛奶，在微波炉中加热是可行的。微波加热与用火加热不同，它是使食物从里向外热，加热更彻底、更快捷，营养损失也更少。不必担心，用微波炉加热牛奶不会产生有害物质。但需要注意微波炉中热奶时，热奶的容器还不烫，其中的奶可能很烫了，特别是给孩子喝时，注意搅拌均匀，别烫伤孩子。

●如果用明火热奶，加热到适当温度即可。

●如果需要煮沸，只需加热至沸腾。

奶制品补钙攻略

每天，网络、报纸、杂志上，各种关于补钙的话题、信息多得让人有些消化不了；电视上，铺天盖地的广告，各种钙产品让人眼花缭乱。关于补钙，没有人怀疑它的重要性。面对众多的选择，营养保健方面的专家都强调：奶制品是最优质的钙源，科学适量地食用奶制品是强壮骨骼的最佳途径，可保证骨骼的健康，减少老年后发生骨质疏松的危险。

　　为什么老说中国人缺钙？主要有两方面的原因。从膳食结构来看，我们的奶制品摄入量少。而在各种食物中，奶制品不仅含钙量高，且吸收率相对也要高。虽说现在的大人和孩子喝的奶要比以前多，但总体来看，还是很不够的。比如，美国、法国等西方国家，人均每年的奶制品摄入量为 100 ～ 200kg，而我们只有 16kg。从生活方式来说，我国无论是成人还是孩子，晒太阳、运动的时间都不够充足。根据我国儿童少年膳食钙摄入及奶制品消费现状，中国预防科学院营养与食品卫生研究所的专家提出了以下建议：在我国有条件的地区，儿童少年奶制品的消费应在目前基础上每天再增加 250g 奶类的摄入；同时应增加户外活动（适当的阳光照射可以促进体内维生素 D 的合成，积极的体力活动可以促进钙在骨骼中的沉淀）；适当增加富含维生素 D 食物的摄入，如鱼油、蛋黄、动物肝脏以及海鱼等。

补钙的原则

缺多少补多少

　　现在多数婴幼儿的奶制品摄入量是足够的。一方面是因为孩子年龄小，食物的主要来源是奶；另一方面，父母会尽可能为孩子寻找最好的奶制品——母乳、配方粉等富含钙的食物。那么，在这种情况下，宝宝会缺钙吗？谈到这个问题，必须要弄清楚的问题是：孩子饮食中已经有了多少钙？

　　宝宝每天钙的来源有这些：母乳、配方粉、添加辅食后的强化米粉以及其他含钙食物。

　　通过这些来源，宝宝的钙摄入量大致为多少？

　　在估计了从以上食物来源所摄入钙量的基础上，再决定自己的宝宝是否需要补钙。这与靠钙剂来补充宝宝一天的生理需要完全是两个概念。比如一个孩子一天需要 400mg 的钙，我们往往希望孩子通过吃钙剂达到这个量，事实上，孩子通过食物所摄入的钙就已经达到这个量了。

　　缺多少补多少！先将饮食中获取的钙从钙的总需求量中减去，如果不足，再补充。

只有经过科学计算后，才能决定孩子是否真的需要额外补充钙。不能把配方粉、米粉等食物与补钙完全分解开，认为补钙只有靠钙剂才能完成。

补钙过量影响其他人体所必需的营养素的吸收

很多父母之所以对补钙问题总是放心不下，往往是因为周围环境的影响：别的家长都这么做，万一我的孩子没有补，耽误了发育怎么办？再说，补了总比不补好。事实上，补钙并非多多益善，一旦补多了，反而会影响到锌、铁等其他人体所必需的营养素的吸收。

一生的奶制品补钙计划

营养学家对于从婴儿到老年每人每天的钙的摄取量，都给出了推荐摄取量的标准，但这指的是每人每天从各种食物中获得钙的总量。奶制品的摄取量还应从均衡饮食的原则出发，根据每人的年龄、身体状况的不同，适度掌握。

中国居民膳食营养素摄入量

年龄	钙的推荐摄取量（mg/d）	相当于婴儿配方粉（g）	相当于牛奶（1杯=250mg）	相当于酸奶	相当于奶酪（1片/块≈15g）
0～6个月	200	83	1.2杯		
7个月～12个月	250	49	1.6杯		
1～3岁	600	133	2.4杯	3盒	9片
4～6岁	800	162	3.3杯	4盒	12片
7～10岁	1000	162	3.3杯	4盒	12片
11～13岁	1200	133	4杯	5盒	15片
14～17岁	1000	133	4杯	5盒	15片
18～49岁	800	107	3.3杯	4盒	12片
50岁以上	1000	125	4杯	5盒	15片
孕妇（中期）	+200	246	4杯	5盒	15片
孕妇（晚期）	+200	295	5杯	6盒	18片
乳母	+200	295	5杯	6盒	18片

（参考资料：中国营养协会编著《中国居民膳食营养素摄入量》）

小贴士：补钙实用指南

1. 科学喂养

6个月以前，尽量母乳喂养你的宝宝。确实无法进行纯母乳喂养，要尽量给宝宝提供配方粉。

宝宝4～6个月需要开始及时添加泥糊状食品（辅食），补充富含维生素D、钙、磷及蛋白质的食物，如米粉、蛋黄、蔬菜泥、新鲜谷物（粥）等。再大些，还可多给宝宝吃些其他富含钙的食物，比如奶酪、豆制品、海产品、蔬菜等。

2. 充分利用日光

多晒太阳是预防佝偻病最经济、有效的办法。从宝宝满月开始，就要经常带他去户外活动，夏季尽可能暴露皮肤，同时注意保护宝宝头部（戴太阳帽免受阳光直射），晒前涂些儿童防晒霜；冬季注意保暖，风和日丽的天气，多带孩子到户外晒太阳，每天晒太阳时间由5～10分钟，逐渐增加时间，最好不少于2小时。天气不好时也可以在阳台上隔着纱窗晒太阳，这样做也是有效果的。不妨多晒会儿。

3. 药物预防

胎儿期的预防：准妈妈除了要经常户外活动多晒太阳、多喝奶外，在孕7～9个月时，需要适当补充维生素D。若有小腿抽筋等缺钙表现可适当加服钙剂。

2周～1岁半的宝宝：如果是母乳喂养，只要妈妈的营养充足，经常带宝宝晒太阳，可不必服钙剂。如果出现缺钙的症状，可在医生的指导下服用钙剂和维生素D。

如果是人工喂养（配方粉），从奶中摄入钙和维生素D足够，可不必额外补充维生素D；如果不足，而且有缺钙的症状，可在医生指导下适当补充维生素D和钙剂。夏、秋季（6～9月份）接触日光充足，可暂时停止服用维生素D。

平常食用维生素AD强化牛奶的宝宝，如果每天喝500 ml（两袋）以上，可不必再加服维生素D，但因为每个宝宝都不同，要根据具体情况而定。

有低钙抽搐史、生长过快、急慢性感染的宝宝可适当补充钙剂。

补充钙剂的原则：钙剂的补充应注意遵循缺多少补多少的原则，计算儿童每日奶制品中摄入的钙量，以确定钙剂的补充量。

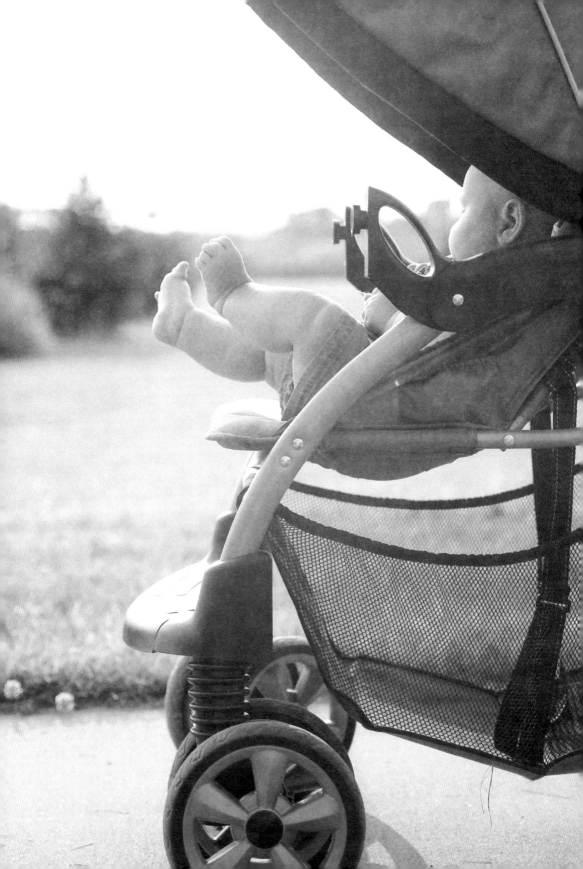

问题链接

怎样判断孩子是否缺钙？

1. 家长可初步判断的简单方法

两岁以下儿童：母亲孕期没有注意补充维生素 D 和钙剂；孩子出生后缺乏日照，未补充维生素 D；有明显多汗、夜惊、烦躁不安的症状。

有两项主要体征，或有一项主要体征和两项次要体征，或仅有两项次要体征或仅有两项次要体征但症状明显者均可视为佝偻病活动期。

这时，要带孩子去医院，在医生指导下用药。

两岁以上儿童：有佝偻病史，留有不同程度骨骼改变，但无症状者为后遗症期，需要补钙。

2. 孩子缺不缺钙，是否有佝偻病，医生的判断方法

佝偻病的发生与维生素 D 和钙摄入不足有关，多见于人工喂养、生长迅速、早产、多病、户外活动少、居住环境污染重、过早喂养谷类、食欲差、偏食的孩子身上，因此了解病史是必须的。

要询问相关症状，包括多汗、夜惊、烦躁不安。

要判断体征，包括主要体征：颅骨软化（3 个月以上）、方颅、肋骨串珠、肋膈沟（郝氏沟）、鸡胸、漏斗胸、手（脚）镯、"O（X）"形腿。次要症状：枕秃、肋外翻、囟门晚闭合（或较大）、出牙迟、肌肉松弛、韧带松弛、蛙腹、大运动落后。

要做必要的临床检查，如化验、X 光拍片、测骨密度等。

综合以上情况，医生才可以诊断孩子是否缺钙，是否患了佝偻病。

小贴士：

对佝偻病的预防，除了补充维生素 D、钙，晒太阳、多运动之外，千万别忘了食补胜于药补的原则。

以配方粉为例：国家标准中每 100 g 配方粉中含钙大于等于 300 mg，较好品牌配方粉中每 100 g 含钙 350 ~ 385 mg。按重量比，配方粉：水 =1:7，那么，孩子每天喝奶量为 700 ml，就可以摄入 350 mg 以上的钙，足以保证他对钙的需求了。

其他食物中含钙多少不一，选择含钙较多的食物，首选奶和奶制品，其次为豆类和豆制品、海产品、蔬菜。

厌奶孩子的爱奶攻略

孩子不愿喝奶的主要原因

过敏

喝了奶就不舒服，即使孩子很小还不会说，但他会表现出拒绝喝奶的样子。这是最常见的原因。

强迫进食

比如家长按说明配制 120ml 奶，但孩子仅喝了 100ml，家长会千方百计让孩子把剩余的 20ml 喝下去，虽说不是采用打骂的强迫方式，但哄、骗也是强迫的另一种表现方式。一段时间后，孩子表现为拒奶、厌奶，这是过多食入的奶中的蛋白质长时间地让婴儿的肝、肾超负荷运转造成的。

不习惯牛奶的味道

这些孩子往往在进入食物添加期（4 ~ 6 个月）之后没有尝过牛奶的味道。孩子喜欢熟悉的口味，对陌生的口味容易表现拒绝。

饮食过于单调

有的家庭每天早上让孩子喝一杯奶，而且一年四季没有变化。其实，牛奶和奶制品可以变换花样来吃。

对于由于胃肠道内乳糖酶缺乏，喝牛奶后肚子会不舒服的孩子

可以试着让他少量多次地饮用牛奶，也可以为他挑选多种口味的酸奶。酸奶也是

牛奶很好的替代品，营养价值与牛奶相当，还具有牛奶所不具备的一些优点，如存在大量益生菌，蛋白质的适当分解易于消化吸收等。而且酸奶可供选择的口味也非常多。也可以尝试把奶酪作为孩子早餐的一部分，与面包搭配着吃，也是可口的美味。

对于只是不喜欢牛奶的口味的孩子

可以给他选择巧克力奶、果味奶等调味奶。如果孩子喜欢奶味浓重些，可以选用UHT 牛奶；如果孩子喜欢奶味淡些，可以选用脱脂或低脂奶。

如果用了很多办法，孩子还是不愿或很少食用奶或奶制品，别担心

●从获得蛋白质的角度，可以吃鸡蛋、大豆或豆制品、鱼、禽、肉类等。

●从补充钙元素的角度，为了满足儿童不断生长发育对钙的需要，可以适当地增加食用虾皮、海带、紫菜等海产品及豆制品、新鲜蔬菜等。另外，瓜子、花生仁、芝麻等干果的含钙量也是相对较高的，可以作为孩子的零食。

除了孩子对牛奶中的蛋白质过敏的原因，其他的孩子不喜欢奶品的原因，都可以通过妈妈的努力来改变。此外，本书第四章还为妈妈帮助孩子爱上奶品支了不少实用的招数，可以参考。

问题链接

哪些人不适合喝牛奶？

牛奶虽好，但仍有下面几种人不适合喝。

奶过敏者不适合喝牛奶。

缺铁性贫血患者不宜多喝牛奶。牛奶中含量较高的磷和钙会影响食物中的铁转化成亚铁，使铁更不易被人体吸收。另外，人体中的铁容易与钙和磷结合形成不溶性的含铁化合物，使体内的铁更为不足。这类病人一定要注意，把喝奶时间与服铁剂和吃饭的时间错开。

溃疡病人不适合喝牛奶。牛奶刚喝下时，虽然可以缓和胃酸对溃疡部位的刺激，但过一会儿，牛奶便开始刺激胃黏膜，促使胃酸大量分泌，从而加重病情。

第四章
超市奶品细细挑

　　奶品，是很多家庭餐谱上的必备选项。到底什么样的奶品才适合家人的需求？相信每个妈妈心里都有自己的选择和想法。当婆婆和媳妇一起去超市选购奶品时，又会擦出怎样的火花呢？

她们的至爱，除了共同的他，还有这空中弥漫的浓浓奶香。

她知道她喜欢品味纯牛奶的鲜香润滑，她知道她酷爱自制果粒酸奶。

不过，平时很难见面的她们，一个是有备而来，一个是颇有研究。

婆婆和儿媳，谁更懂"它"？

跟随这对婆媳逛完超市奶品区，看完她们的"提问 VS 回答"之后，奶品的秘密，便随着亲密随意的交流，倾泻而出。

儿媳依依：

电视台生活节目主持人，自信美丽、活泼大方。咖啡从不喝速溶的，影碟从不买盗版的，对于生活品质有着独特的理解与坚持。刚刚生完宝宝，是位幸福的新妈妈。

婆婆刘女士：

贤妻良母的代表。操持家务、相夫教子样样拿得起、放得下。只是身在国外，不能随时对新分娩的儿媳妇贴身照顾，只好抓紧短暂的相处时间，传经解惑。

第 1 站：配方粉区

论战之缘起

儿媳发问：妈，我知道配方粉保存时间长，但现在我们很方便就能买到鲜奶，为什么还要来买配方粉呀？

婆婆回答：配方粉是鲜奶浓缩、干燥后制成的粉末状食品，在加工过程中有些营养成分会被破坏。但配方粉也有许多优点，比如储藏、运输和食用起来都很方便。

另外，现在科技越来越发达了，在加工过程中可以对配方粉进行强化调制，增加一定种类和数量的营养素，使它的营养成分比鲜奶更全面、更合理，适应不同人群的需要。

哞哞中场解说

配方粉可以作为一些营养物质的"载体"，可以通过调整营养成分的比例，特别是添加矿物质、维生素及特殊营养成分而配制成各种配方粉，如婴幼儿配方粉、孕产妇配方粉、中老年配方粉或低脂高钙配方粉等。

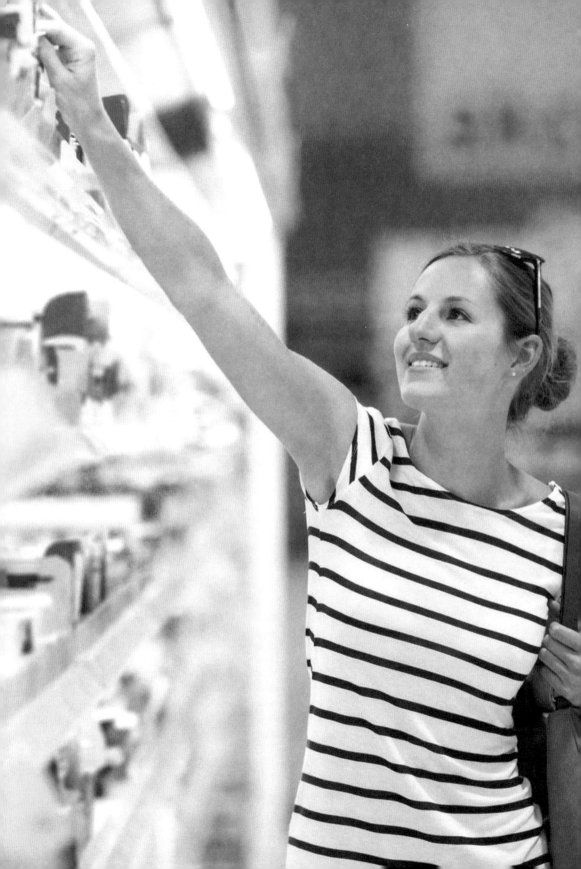

一般牛奶和配方粉之间不存在营养价值谁高谁低的问题，而是所适合的人群不同。拿婴儿配方粉来说，它更适合婴儿消化、吸收。

清点配方粉三大派

婆婆再问：依依，你看看，不光鲜奶，连配方粉也是什么全脂、低脂、脱脂的，看得我眼花缭乱的，你能告诉我该怎么区分吗？

儿媳接招（从包里拿出笔记本，一副"就知道你会问这个"的表情）：所谓的全脂配方粉，是由新鲜牛奶标准化后经杀菌、浓缩、干燥等工艺加工而成的配方粉，由于脂肪含量高而易被氧化，在室温下一般只能保存 3 个月。

而脱脂配方粉是用离心的方法将鲜牛奶中绝大部分脂肪分离去除后，再经杀菌、浓缩、干燥等工艺加工而成。由于脂肪含量极低，通常可保存 1 年以上。

全脂配方粉相比鲜牛奶只是少了水分并损失了部分热敏性维生素 C、维生素 E、B 族维生素等；脱脂配方粉不仅乳脂肪含量大大低于全脂配方粉，同时，也除去了脂溶性的维生素 A、维生素 D、维生素 E 等，但蛋白质的含量却明显高于前者。

所以，可以说两者在营养价值上各有千秋，全脂配方粉营养全面且热量较高，适合大多数人；而脱脂配方粉属于低脂高蛋白型，更适合肥胖或需要补充高蛋白的人群。

画外音：牛初乳流行的背后

母奶牛产后最初 72 小时分泌的乳汁称为初乳。目前关于牛初乳的免疫功能有着截然不同的 3 种声音。一是认为牛初乳含有大量的活性肽、活性蛋白，具有非常重要的免疫学特性；二是认为牛初乳与常乳（初乳之

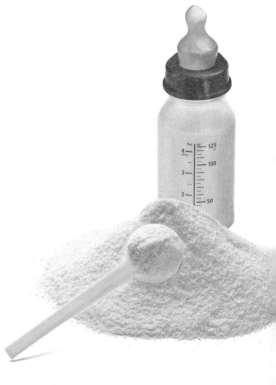

后产生的乳汁）相比，并没有特别显著的差异，纯粹是自制概念、借机炒作；三是牛初乳的确具有活性蛋白，但消费者能够购买到的牛初乳产品，经在常温下运输、储存，免疫球蛋白早已失去了活性，即使是能够得到新鲜的牛初乳，这种免疫球蛋白的免疫特性在人体中也只能维持几个小时而已。

站中站：婴幼儿配方粉——母乳的最佳候补

儿媳发问：有些妈妈由于乳汁不足需要代乳品时，可以选用普通牛奶或配方粉吗？

婆婆接招（一副"了然于胸"的表情）：母乳是婴儿最好的食物，普通牛奶及配方粉并不适宜喂哺小婴儿。小婴儿身体器官发育尚不完善，普通牛奶中蛋白质及某些矿物质含量过高，会加重小婴儿肾脏及其他器官的负担；而普通牛奶中某些维生素、微量元素严重不足，对小宝宝的健康成长也十分不利。因此，当母乳不足时，应该选择营养成分接近母乳的婴儿配方粉。

儿媳再问：你看，婴儿配方粉的品牌这么多，到底选择标准是什么呢？

婆婆回答：基本原则是越接近母乳成分的配方粉越好。目前市场上的配方粉大都接近于母乳成分，只是在个别成分和数量上有所不同。配方粉要根据宝宝不同年龄来进行选择。现在市面上的配方粉根据年龄段、营养含量及蛋白质含量都不尽相同。

精明买家的五大绝招

儿媳再问：如何鉴别婴幼儿配方粉的优劣呢？

婆婆笑道：这你可问对人了，为了给宝宝买好配方粉，我可是查了不少资料，我将这些方法总结为五大步骤。

第一步："望"

目前配方粉包装一般为充氮包装，"望"指查看包装是否完整无损，包装内气体是否泄漏，封口处锯齿是否平滑整齐；有没有商标、生产厂名、生产日期、生产批号、净含量、营养成分表、食用方法等，特别要关注保存期限和婴幼儿配方粉生产许可证编号。

第二步："闻"

装在包装袋中的配方粉虽然看不见，但可从声音上判别其优劣。挑选要诀是用手捏住包装摇动，优质配方粉会发出"沙沙"声响，声音清晰。

第三步："验"

优质配方粉的颜色一般为乳白色或乳黄色，颗粒均匀一致，产品中杂质量少，无结块现象；把配方粉放入杯中用温开水冲调，优质配方粉静置 5 分钟后，水与配方粉溶在一起，没有沉淀。

第四步："查"

查看包装上的说明和标识，了解配方粉所含的各种成分。优质的婴幼儿配方粉必须满足宝宝每日的营养需求，同时配方粉要达到或高于国家质量标准。以蛋白质为例，蛋白质是人体细胞的重要组成成分，如果蛋白质含量过低，会造成宝宝生长发育迟缓，身体器官发育不完善。

第五步："证"

优质的婴幼儿配方粉质量管理应该与国际标准接轨，企业一般引入 ISO9001 国际质量管理体系、ISO14001 国际环境管理体系、HACCP 食品安全控制体系，实施采供、生产、物流一体化全过程质量控制，保证产品安全与卫生。

画外音

根据国家标准，0 ~ 6 个月婴幼儿配方粉的蛋白质含量必须达到12 g/100 g ~ 18 g/100 g，6个月 ~ 3岁婴幼儿配方粉的蛋白质含量必须达到15 g/100 g ~ 25 g/100 g，婴幼儿配方粉中蛋白质比例应该接近母乳水平，即乳清蛋白：酪蛋白为 60:40。

第2站：液态奶区

巴氏消毒奶与超高温灭菌奶的讨论

儿媳发问：您看，这里有用屋形纸盒和塑料袋包装的巴氏消毒奶，有用利乐砖、利乐枕包装的超高温灭菌奶，哪种更好些呢？

婆婆接招：巴氏消毒奶最大限度地保留了鲜奶中的营养成分和特有风味，但保存时间很短；超高温灭菌奶保存期比较长，但一些益生菌却没能幸存。我想，这两种乳制品各有优缺点，到底选择哪种可以根据自己的口味和喜好来定。

李逵（纯奶制品）与李鬼（含乳饮料）的同台竞技

婆婆再问：依你看，这些货架上既有各类的纯奶制品，也有各种含乳饮料，它们的外包装也都差不多。你能分清楚哪些是纯奶，哪些是含乳饮料吗？

纯奶制品和含乳饮料的营养比较

儿媳接招：含乳饮料的包装上标有"饮料""饮品""含乳饮料"等字样，它的配料表除了牛奶外一般还含有水、甜味剂、果味剂等，而水往往排在第一位（国家要求配料表的各种成分要按含量从高到低的顺序依次列出）。其蛋白质含量一般在1%左右。含乳饮料的主要功能是补水，兼有补充营养的作用。

纯奶包括巴氏杀菌奶、灭菌奶、酸奶等，其配料为牛奶等，但不含水（还原奶除外），其蛋白质含量一般在2.3%以上。

两者营养成分相差悬殊，不可混为一谈。国家标准要求，含乳饮料中牛奶的含量不得低于30%，也就是说水的含量不得高于70%。

您看，这个含乳饮料的包装袋上，用大号字写着"纯鲜奶"，再仔细看看，才能发现这一行小字"含乳饮料"，真是够迷惑人的。

婆婆再问：那小孩子一般爱喝的果奶饮料也不是真正的"奶"了吧？

儿媳接招：对，它只是增加了水果风味或果汁的含乳饮料。它的优点在于口味选择多，有的还添加了钙、铁、锌、维生素D等物质。但作为含乳饮料，它的蛋白质含量较低，切忌将它作为牛奶的替代品。另外，果奶含糖较高，容易导致儿童发胖、发生龋齿等。

新鲜牛奶的明白之道

儿媳发问：对了，上次您轻轻松松地就鉴别出牛奶是不是新鲜的，是不是有什么绝招呀？

婆婆回答：呵呵，看牛奶新不新鲜，我把它总结成四大招。

第一招，观察一下，新鲜牛奶呈乳白色或稍带微黄色，是均匀的液体，没有异味，没有沉淀、凝结、黏稠等现象。

第二招，把牛奶放在透明玻璃杯中，置入盛满沸水的容器中 5 分钟，如果杯中牛奶有凝结或絮状物产生，则表示牛奶不新鲜或已经变质了。

第三招，把奶滴在指甲上一点，如果呈球状停在指甲上，则是新鲜牛奶；如果落在指甲上就流散，则不是新鲜牛奶。

第四招，在盛水的碗内滴几滴鲜奶，奶汁凝固沉底的为好奶，浮散的则质量不佳。

品尝概念牛奶

婆婆发问：你看，这种高钙奶，加铁、锌的奶，到底有没有宣传得那么必要和神奇呢？

儿媳回答：以补钙来看，实际上，牛奶本身的钙含量十分丰富，而且很容易被人体吸收。如果牛奶制品中加入化学钙，不仅人体吸收起来比较困难，而且如果长期过量饮用，还容易造成结石。所以，在牛奶中，强化钙在某些情况下是必要的，但不是钙越多越好。

画外音："奶香"是如何产生的

当我们开启一瓶优质的牛奶时，立刻就会闻到一股浓郁的奶香味。牛奶中含有挥发性的脂肪酸等物质，它在挥发释放时会产生我们熟悉的奶香味。通常情况下，乳脂含量（或乳脂率）越高，牛奶的奶香味就会越浓。这种挥发性香味会随着温度的升高而加强，我们在加热牛奶时就可感受到这一点，而从冰箱里拿出的牛奶似乎就没有那么香了。

目前市场上的一些"香浓奶"大致可分为两类：第一类是其他指标与国家纯鲜牛奶标准完全一样，但脂肪含量增加了 0.2% ~ 0.3%；第二类是各项指标都与纯鲜牛奶的国家标准完全一致，只是向奶中添加了香精、配方粉、增稠剂和稳定剂等，人为地将牛奶的风味调配得很香很浓。如果是第一类，则只能称之为"高脂肪奶"；如果是第二类，只能理解为是厂家在制造噱头，意义不大。

问题链接

从超市买回来的鲜牛奶需要煮开后再喝吗？

好的乳品生产企业一般都有好的质量保证体系，对奶源收集、产品生产、成品运输等各个环节进行严格的质量监控。所以，大品牌企业生产的袋装或盒装鲜牛奶经过巴氏消毒或瞬间超高温杀菌处理，奶的质量应该是有保证的。如果运输、销售、保存的环境条件都符合2～6℃的标准，应该可以直接饮用。但是，如果是一些没有实力的企业的产品，不能保证在2～6℃环境下运输、销售和保存，鲜牛奶的质量可能不尽如人意。因此，为安全起见，鲜牛奶还是煮开后再喝。

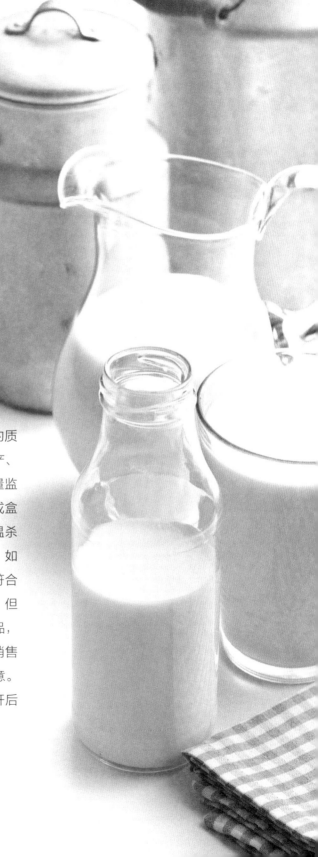

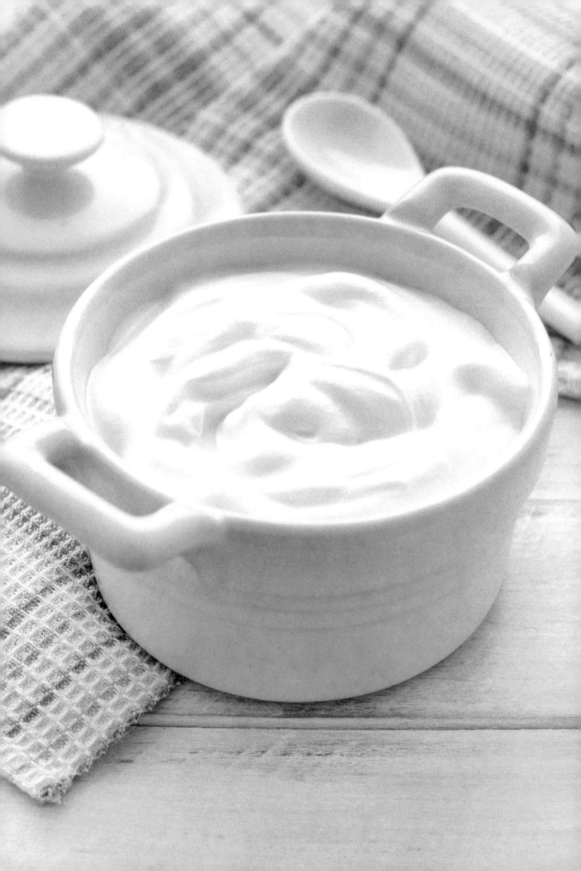

站中站：酸奶

酸奶的保健作用

婆婆发问：嗬，这一排架子上都是酸奶。依依，你那么喜欢喝酸奶，你知道酸奶为什么备受大家的欢迎？

儿媳笑道：您可真了解我。我喜欢酸奶，一是爱那酸酸甜甜的味道，那么美妙，真让人着迷。二是酸奶是牛奶经过乳酸菌保温发酵制成的营养食品，经常饮用酸奶，对人体的健康大有好处呢！

您知道吗？酸奶的历史可以上溯到 2000 多年前。到了 20 世纪初，俄国诺贝尔奖得主梅契尼科夫通过研究宣布，常饮酸奶是保加利亚人长寿的秘诀。至此，酸奶一夜间身价暴涨，成为全球畅销的现代饮品。

不少人以为，细菌对人体必然有害。其实，有的细菌可以致病，危害人体健康；而有的细菌却对人体健康十分有益。人们喝的酸奶，就是一种有益的细菌发酵后的食品，其中含有大量活的乳酸菌。

正常情况下，人体肠道内存在 400 ~ 500 种细菌，总数可达约 10 万亿个。其中对人体有益的益生菌占绝对优势，主要是能够产生乳酸的乳酸菌类，如双歧杆菌、乳酸杆菌和嗜乳链球菌等。发酵乳品就是利用这些益生菌，通过对牛奶的发酵而制成对人体具有保健作用的乳品。酸奶的保健作用表现在以下几个方面：

调整肠道微生物环境

发酵酸奶每克含益生活菌 1000 万至 1 亿个，如此大量的细菌进入肠道，必然会使肠道内有益菌占绝对优势，抑制有害菌的生长，对于那些由于肠道菌群紊乱引起的慢性腹泻患者十分有益，也有预防急性细菌性腹泻的作用。

防治便秘

益生菌代谢过程中可产生乳酸和乙酸等物质，刺激肠蠕动，保持正常的排便功能。

延年益寿

孩子肠道内双歧杆菌等益生菌数量极多，占肠道细菌总数 90% 以上，成年以后随年龄增长而不断降低，至老年仅余 3% 左右。对一长寿地区调查，88 ~ 109 岁老人体内双歧杆菌占肠道细菌总数 53% ~ 89%。由此推论，若能保持肠道内双歧杆菌的高水平，可能会延长人的寿命。当然这说法仅仅是推论，还没有通过人体试验得到证实。

酸奶中的益生活菌进入人体还能合成维生素 B_{12}、叶酸、泛酸和维生素 K 等人体营养素以及促进铁、钙和维生素 D 的吸收；可以减轻肿瘤病人化疗和放射治疗的副作用；可以预防口腔溃疡等。

酸奶的保存条件

酸奶中活菌在 0 ~ 4℃温度条件下为静止存活期，能够保持原有细菌数量。当温度升高后，活菌大量繁殖，并快速死亡，使乳品中活菌数量大为降低，起不到应有的作用，甚至还可能引起有害菌生长，对食用者健康构成威胁。因此，消费者购买酸奶和其他发酵乳品，一定要选择那些具有冷藏设备的商店去购买，并一定要看清保质期和生产日期，不买过期产品。购买后应尽快食用，不可久存。

酸奶的种类

儿媳反攻：您不常喝酸奶，那我就问您一个简单的问题吧，您知道酸奶都分为哪几种吗？

婆婆回答：据我所知，酸奶按生产方法可分为凝固型酸奶和搅拌型酸奶两类；按产品中所含脂肪含量的高低，可分为全脂酸奶、部分脱脂酸奶和脱脂酸奶；按生产时所用原料的不同，可分为纯酸奶、调味酸奶、果料酸奶和功能酸奶。

哼哼中场解说

凝固型酸奶：在接入菌种后，先装入零售容器，然后保温发酵，成品在容器内呈凝固状态。

搅拌型酸奶：在发酵罐中接种生产发酵剂。凝固后，再加以搅拌装入杯或其他容器内。

纯酸奶：是以牛奶或还原奶为原料，经发酵制成的产品，不添加其他辅料。

调味酸奶：在天然酸奶或加糖酸奶中加入各种食用香料而制成，在市场上较常见。

果料酸奶：由纯酸奶与糖、天然果料混合而成。

功能酸奶：用于有特定需求的人群，如低乳糖酸奶、低热量酸奶、维生素酸奶或蛋白质强化酸奶等。

全脂、部分脱脂、脱脂酸奶：是按含脂肪量的不同而分的。国家标准规定，巴氏杀菌奶、灭菌纯牛奶和纯酸牛奶的脂肪含量，全脂为大于等于 3.1%、部分脱脂为 1.0% ~ 2.0%、脱脂为小于等于 0.5%；灭菌调味奶和调味酸牛奶、果料酸牛奶的脂肪含量，全脂为大于等于 2.5%、部分脱脂为 0.8% ~ 1.6%、脱脂为小于等于 0.4%。

> **小贴士：酸奶只有保健作用，不能用以治病**
>
> 　　发酵乳品和其他活菌制剂，除对由于肠道菌群紊乱而引起的慢性腹泻具有一定治疗作用外，其余均是保健作用，因此不能用以治病。过去有的活菌制剂保健品，在宣传其治疗作用时误导了消费者。

酸奶、乳酸饮料、乳酸菌饮料的区别

婆婆再问：怎么区分酸奶、乳酸饮料、乳酸菌饮料？

儿媳回答：酸奶和乳酸饮料不是一回事。酸奶中含有大量有益活菌，具有极高的营养价值。乳酸饮料其实是由水、白糖、配方粉、果汁、酸味剂、香料等加工配制成的，是一种非发酵的调配型饮品，营养价值很低，并不具有酸奶的保健作用，但口味却很受孩子们的喜爱。

乳酸菌饮料是以水、白糖、配方粉等为原料，接种了乳酸杆菌等，经过一段时间的发酵加工制成的饮料。乳酸菌饮料虽然含有一定量的乳制品，但不是酸奶，它只是饮料，其营养成分不能代替牛奶。所以还要看清产品标签上标注的是酸奶还是乳酸菌饮料。

小贴士：乳饮料和酸奶的营养比较

比较项目	蛋白质含量	添加剂	活菌含量
酸奶	一般在 2.8% 或 2.3% 以上	凝固型酸奶：没有添加剂；搅拌型酸奶：有时会添加少量的稳定剂	酸奶中，活性乳酸菌的含量在 7 天的保质期之内（4℃以下），一般都能维持在 108 个 / ml 左右
乳饮料	1.0% 或 0.7% 左右	几乎所有的乳饮料都添加稳定剂、甜味剂、防腐剂（如山梨酸钾）及香精等	未杀菌的乳饮料中，活菌含量一般低于酸奶；而杀菌后的乳饮料中则无活菌存在

聪明选购酸奶和乳饮料的五大原则

●迅速看清说明标志，从包装、说明上判断它的品质。

清晰的营养标识：酸奶的蛋白质含量一般在 2.8% 或 2.3% 以上。

配料：通常酸奶没有添加剂，其成分主要是鲜牛奶、糖类（如白砂糖）以及乳酸菌。对于调味酸奶或果料酸奶有时会添加少量的稳定剂、果料或果料香精等，但没有水和防腐剂（如山梨酸钾）。

营养成分齐全：纯酸奶脂肪含量 3.2%，蛋白质含量 3.0%，碳水化合物含量 11.9%。

生产日期：购买日期越接近生产日期越好，而且应在保质期范围内。

包装：包装完整，清洁；生产厂家相关信息全面，如企业名称、企业地址、邮编、电话等。

●酸奶的成分优于乳饮料。

●含活菌的乳饮料优于不含活菌的乳饮料。

●含活菌的乳饮料优于调制的非发酵型乳饮料。目前后者大多用酸味剂调制并含山梨酸钾防腐剂，儿童最好少喝。

●优先选择大厂家和知名品牌的产品。

问题链接

孩子不爱喝牛奶，可以用酸奶代替牛奶吗？

总体上讲，牛奶和酸奶的营养价值相差不大，而且酸奶在某些方面有牛奶无法比

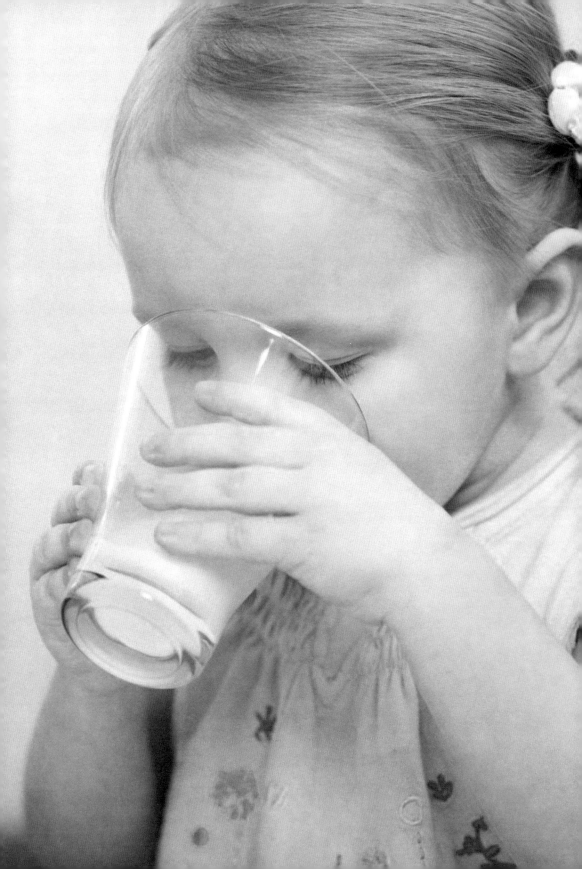

拟的优点。比如,酸奶的原料奶中不可能含抗生素,否则,酸奶中活的乳酸菌在有抗生素的环境下无法繁殖,必须用品质好的奶才能做酸奶。

但是,酸奶喝多了,可能会破坏肠道内和身体内的酸碱平衡,对肠胃黏膜产生比较大的刺激,对孩子的身体健康不利。所以,酸奶不能完全替代牛奶,让孩子在午点时喝一点(50～100 ml)较适宜。

每天什么时间喝酸奶比较好?

酸奶不宜早晨空腹饮用,这时胃酸浓度高,会很快杀死乳酸菌,降低酸奶的保健作用,作为早点时,可以与面包或馒头同时吃。饭后两小时以后,可以给孩子饮用酸奶。另外,酸奶也是父母给孩子准备的最好的点心,可以在午睡后食用。

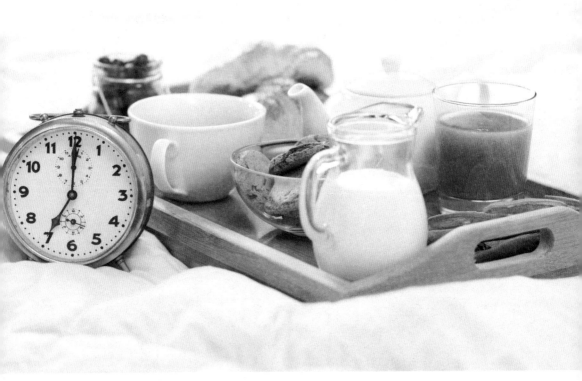

第3站：奶酪+炼乳+乳脂肪类(奶油、黄油)区

奶品中的黄金选手

儿媳发问：奶酪是怎么制作出来的？

婆婆接招：奶酪是在牛奶中加入凝乳酶，使乳中的蛋白质凝固，经过压榨、发酵等过程所制取的乳品，也叫乳干、乳饼，蒙古族人有时称之为"奶豆腐"。

婆婆问道：你知道奶酪为什么被称为"奶品中的黄金"吗？

儿媳接招：接近 11 kg 的牛奶才能生产出 1 kg 的奶酪，蛋白质、脂肪、钙、磷的含量都比牛奶高，它的营养价值可想而知。比起鲜奶、酸奶等液体奶制品来说，奶酪的加工过程更复杂，营养物质更浓缩、更丰富。当然，价格也更昂贵。奶酪属于奶制品金字塔尖的产品。

儿媳问道：中国饮食文化博大精深，却很少有奶酪的身影。首先，在我的脑子里，总觉得奶酪是西方人眼里的美味，中国人似乎不太能接受，对奶酪的了解非常少。您长期在国外生活，是不是也喜欢上奶酪了，很想听听您这方面的体验。

婆婆回答：奶酪是西方饮食文化重要的一部分。奶酪的口味、质感非常丰富，是液体奶无法比的。奶酪发酵产生了很多的芳香物质，这就使得奶酪有了众多不同的质地、味道、颜色。在这一点上，液体奶就显得单调多了。光法国就有六七百种奶酪，奶酪能够融入各种食品：夹在面包里、拌面条、做汤等，处处用到，甚至每一顿饭都会有人把它当饭后甜点来吃。西方人对奶酪的品尝，就跟我们中国人品茶一样，津津有味，成了一种文化。法国人一年大概人均消费奶酪 25 ~ 30 kg，而中国人所有的奶制品加起来每人每年的消费只有 16 kg 左右。除此以外，奶酪有各种不同的形状，便于携带，可以在常温下保存，可以直接吃。奶酪也可与其他食品混合，用于烹饪做菜。

奶酪的营养和保健功效揭秘

儿媳再问：奶酪在国外这么受欢迎，到底有什么样的健康功效呢？

婆婆接招：奶酪保留了牛奶中的精华部分，含有丰富的蛋白质、脂肪、钙、磷和维生素等营养成分，并且容易被人体消化和吸收。奶酪不仅含有丰富的营养素，还有良好的保健作用。

含钙最多的乳制品

奶制品是钙的良好来源，而奶酪又是含钙最多的奶制品，每 100g 奶酪含钙达到 600 ~ 800mg；就钙的含量而言，32g 奶酪相当于 150g 左右的酸奶或 250g 左右的牛奶。奶酪中的钙很容易吸收，因此，对于孕期或更年期的女性及生长发育旺盛的青少年，奶酪是满足钙需要量的很好食品之一。

含有丰富的维生素 A

天然牧草中的维生素 A 转变到奶酪中，能增进人体抵抗疾病的能力，保护眼睛健康并保持肌肤健美。

蛋白质含量高

通常每 100g 的奶酪中含蛋白质 20g 左右。奶酪制作过程中，在各种酶的作用下，蛋白质发生一定程度分解，变得容易被人体消化吸收，消化率高达 95% 以上。

奶酪中含有的不饱和脂肪可降低人体的血清胆固醇，对预防心血管疾病十分有益。

易吸收、消化，防治便秘和腹泻

由于奶酪在制作过程中产生了各种对人体有益的菌类，因此具有特殊的香味，乳酸菌及其代谢产物可以帮助维持人体肠道内正常菌群的稳定，对人体有一定的保健作用。而且其中的多数奶酪中的乳糖都在加工过程中被去除，一些硬而生产周期长的奶酪经过长期而缓慢的发酵后，剩余的乳糖大都被分解，因此适合有乳糖不耐受症的人群食用。家长在购买时应注意奶酪的营养标签中的提示内容，如果标明"糖"含量为 0，就说明不含乳糖。

所含钙质最易被消化和吸收

奶酪是已知食品中含钙量最高、钙质最容易被吸收（高达 80% 以上）的食品。

有助于孩子的牙齿健康

奶酪含有丰富的钙、磷等，是形成坚固的牙齿所需的主要营养物质。奶酪属于碱性物质，可以中和口腔内的酸性物质，抑制细菌生长，坚固牙胚；奶酪中的酪蛋白能有效阻止牙菌斑形成，对龋齿具有预防作用。饭后吃一小块奶酪，可以减少龋齿的发生。

儿媳再问：吃奶酪会让孩子发胖吗？

婆婆回答：今天吃奶酪最多的是法国人、意大利人，但这些国家的肥胖人比较少。相比而言，肥胖人最多的还是美国，而美国并不是吃奶酪最多的国家。奶酪的营养价值高，但脂肪含量并不高。儿童每天食用1～2片或1～2小块（约30 g左右）的奶酪，同时适当增加体力活动，特别有助于孩子长骨骼，保持身体健康。

奶酪的种类和口味

儿媳再问：您知道常见的奶酪有哪几种？

婆婆回答：根据水分的多少，奶酪分为新鲜奶酪和干奶酪。前者口感柔软，含水量高，含脂肪和热量较少，钙含量相对较低；后者经过了发酵处理，营养价值比前者高，而且有咸味。具体还有以下的分法：

新鲜奶酪

由奶加奶油制成。由于发酵时间短，沥干去水程度很低，这种奶酪含水分很大，口感稍浓于酸奶。通常是涂抹或用勺舀着吃，必须冷藏保存。

软质奶酪

通常是严格按照上述过程（从凝固至成熟）制作的。奶酪发酵成熟期要持续2星期至3个月。如白纹奶酪。

蓝纹奶酪

这种奶酪中含有一些有益于人体的霉菌，使它呈现出绿色或蓝色的纹路，这也是它名字的由来。成熟期持续4～6个月。

硬质奶酪

与软质奶酪的区别是，它们在沥干去水过程中经过了严格的挤压排水，而且要经过2～3个月甚至1年以上的成熟期。如切达干酪。

再制奶酪

这种奶酪是以一种或几种奶酪为基础再加工而成的。将不同种类的奶酪按不同比例混合，可以生产出不同口味的再制奶酪，同时也可适当地加入某些口味的配料使它具有特殊的味道（如辣味、火腿味、核桃味等），这种奶酪经高温消毒，产品保存时间较长。

儿媳再问：曾有朋友送过我从国外带回的奶酪，味道特别"冲"，我不太喜欢那种味道？相比来讲，好像国内卖的奶酪比较合我的口味。

婆婆回答：咱们东方人偏爱质软而且味道不是特别"冲"的奶酪，因此很多大的奶酪品牌，进入中国市场时根据中国人特有的口味，推出了口感细腻润滑、带有浓浓的奶香、味道较为温和的奶酪。现在超市里有很多品种，主要是以片状和块状为主，有的适合成人，有的适合儿童，有的适合家庭等。味道也分甜味、咸味、火腿味、蔬菜味、水果味、巧克力味等好多种。

儿媳再问：那口味改变后，营养价值是否会改变？

婆婆回答：不会。就像有人喜欢吃辣的，在菜里加一些辣椒、胡椒等东西，但菜的营养并没有变化一样。为了让奶酪在口味和质地上更适合，可以在生产工艺上做一些调整，国内超市出售的不少奶酪的很多原材料都是从澳大利亚、新西兰进口，在国内加工制作的，这样既保证质量又能更为新鲜。

食用小窍门

儿媳再问：那您知道不知道简单易行的奶酪食用小窍门？

婆婆回答：切成小块，或用小勺直接食用，最能体验奶酪的独特口味和质地。也可以夹在馒头、面包、饼干、汉堡包里一起吃。具体做法是两片切片面包（或两片馒头），中间夹生菜（或几片黄瓜、西红柿等可以生吃的蔬菜）、两片火腿（或煎鸡蛋）和1片奶酪（也可直接将奶酪涂在面包上），再配一杯热牛奶，就是一顿营养、美味又简单的早餐！还可以拌沙拉、拌面条或做菜。制作沙拉时，将奶酪切成小块直接与蔬菜或水果拌在一起，或将奶酪切成很薄的片作为沙拉酱的一部分。

如何保存

儿媳再问：我在大超市的进口食品柜台还看到有的奶酪长毛了？奶酪该怎么保存好呢？

婆婆回答：奶酪长毛不全是保存不当，而是专门的一种奶酪品种，是特殊的发酵工艺所致。但一般来说，买来的奶酪应该尽快食用，剩余部分最好放在冰箱中冷藏，不要冷冻。市场上常见的切片奶酪打开包装后通常可在冰箱中冷藏1周左右。打开包装后，应放在密闭的容器或封口的塑料袋中，避免失去水分。一般来说，越硬的奶酪，块越大的奶酪，保存期越长。

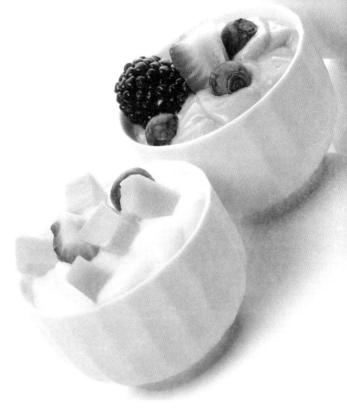

选购食用注意

儿媳再问：现在大超市的奶酪的种类越来越多，该怎么选呢？

婆婆回答：经过不同制作工艺制成的奶酪，或不同软硬程度、不同成熟度的奶酪，其风味和营养特点会有所区别。目前，我国市场上的奶酪多数根据中国人的口味进行适当的修改，质地较软，气味偏淡。也有蔬菜味、水果味、巧克力味等口味可供选择。还可见到少量的传统欧式奶酪。在购买时应注意营养标签的说明。不同种类的奶酪保质期有长有短，需要注意保质的期限。

另外由于奶酪在生产过程中加入了一定量的盐，饱和脂肪酸含量较高，建议高血压和高血脂的人不要过多食用。

小贴士：含钙食物龙虎榜（mg/100 g）

食物名称	牛奶	奶酪	鸡蛋	大豆 （黄豆）	豆腐 （北豆腐）	杏仁	空心菜	虾皮
含钙量	85 ～ 113	445 ～ 796	44	123	105	174	115	991
食物名称	海带	油菜	裙带菜 （干）	凤尾鱼 （熟）	沙丁鱼	海苔	芝麻酱	
含钙量	210	148	947	665	540	336	612	

奶和奶制品是钙的主要来源，含钙量丰富，吸收率也高，发酵的酸奶更有利于钙的吸收。

可以（连骨带壳）吃的小鱼小虾及一些坚果类，含钙量也较多。

豆类、蔬菜类也是钙的较好来源。

炼乳："浓缩"当头

婆婆发问：对于很多人来说，炼乳算是一种新鲜奶品，你了解它吗？

儿媳回答：炼乳是把原料牛奶真空浓缩除去大部分水分后制成的浓缩牛奶。主要包括甜炼乳和淡炼乳两大类。甜炼乳是在原料奶中加入约17%左右的蔗糖，经杀菌、浓缩至原质量的8%左右而制成的产品，甜炼乳中的营养比例不平衡，碳水化合物比蛋白质、脂肪等含量都高；淡炼乳则直接将原料奶浓缩至原体积的40%，经装罐密封并灭菌而制成。多数情况下，炼乳被用来佐餐、加入咖啡或做食品的配料，淡炼乳虽不含蔗糖，但由于炼乳均经高温消毒，因此维生素类营养元素受到破坏，且由于不是发酵制品，营养成分不易被人体消化和吸收。

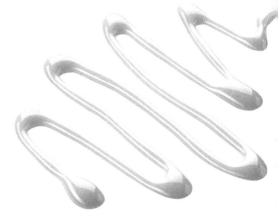

问题链接

能用炼乳喂养婴幼儿吗？

淡炼乳的成分结构接近鲜奶，并且比较好消化，不易引起过敏。因此，如果孩子得不到母乳喂养，在当地也得不到配方粉和鲜奶，也可以用淡炼乳喂养婴儿，但要添加必要的维生素（如维生素 D、B 族维生素和维生素 C 等）。

甜炼乳中含有大量的蔗糖，这会使奶中的蛋白质发生变性，与普通牛奶的营养价值有显著的不同。另外，它的碳水化合物含量比蛋白质、脂肪等成分的含量高，因此，它的营养素之间的比例是不合适的。最后，即使将甜炼乳稀释到普通奶的程度，其中的蔗糖含量仍然过高。因此，不宜用甜炼乳长期喂养婴儿，这样易造成婴儿蛋白质摄入不足、虚胖，对疾病的抵抗力减弱。

黄油：让脂肪做主

黄油与奶酪营养成分不同

儿媳发问：对了，很多人分不清楚奶酪与黄油的区别，您能说说看吗？

婆婆回答（拿起这两种奶制品，思索了一会儿）：

奶酪是经浓缩、发酵而成的奶制品，它基本上去除了牛奶中大量的水分，保留了其中营养价值极高的精华部分。也就是说，奶酪的主要成分是蛋白质，钙、磷等矿物质和维生素。它是牛奶中价值极高的精华部分。由于制作过程中，各种对人体有益的菌类的存在和作用，奶酪具有特殊的香味且其中的营养成分特别容易被人体消化和吸收，其中蛋白质的消化率达到 96% ~ 98%。

黄油是将牛奶中的稀奶油和脱脂乳分

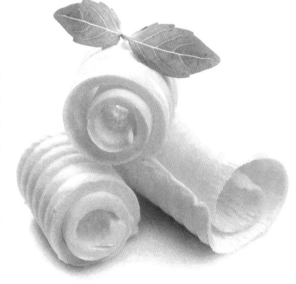

离后，使稀奶油成熟并经搅拌而成的。主要成分是牛乳中的脂肪，其含量在80%~83%，剩下的主要是水分，基本不含蛋白质。奶酪中的脂肪含量仅在16%~20%，且富含蛋白质、钙、磷等矿物质和维生素。

黄油与奶酪食用方法不同

婆婆接着说道：另外在食用方法上，黄油与奶酪也有很大区别。黄油一般很少被直接食用，通常用作做饭时的食物辅料；而奶酪可以直接食用，也可涂在面包、饼干、馒头上或与沙拉、面条等主食拌食。

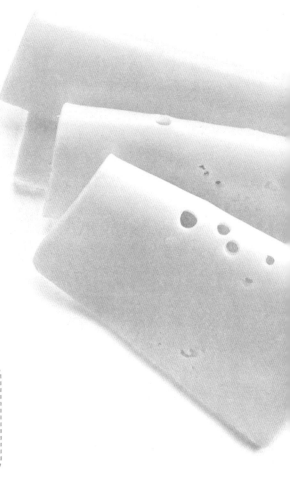

小贴士：沙拉酱常被误认为是奶制品

其实沙拉酱是由蛋黄酱添加植物油或稀奶油，与醋、味精、糖、香辛料、香精等混合匀质而成的。

第 4 站：其他乳制品区

冰激凌：绝色诱惑

儿媳发问：您看现在的冰激凌做得多精致啊，浓郁的奶香、细腻的口感、漂亮的形状，真是诱人。可是，冰激凌并不宜多吃，您知道为什么吗？

婆婆接招：我很少吃冰激凌，你这一问还真得琢磨一下。先看看配料表（婆婆拿起一款冰激凌研究了起来），你看，它的主原料是牛奶、奶油和蛋品。嘿，它的热量可真高。这根冰淇淋的热量约为 840kJ（200Kcal），让我想想，这差不多顶一个 1 两馒头（50g×4Kcal/ g=200Kcal）的热量了。

儿媳接道：对哦，冰激凌是典型的"三高一低"食品，高脂肪、高热量、高胆固醇、低纤维素，一些患有高血压、动脉硬化、心脏病、糖尿病等慢性病的人应当慎食。超重的孩子大多食欲较好，尤其爱吃油腻香甜的食品，容易过量食用；瘦弱的孩子又多数较挑食，多吃冰激凌就会少吃或不吃正餐，长期下来便造成营养不良。另外，冰激凌的高糖量和冷刺激对牙齿也有一定不良影响，所以，冰激凌虽好，可也得控制食用数量。

奶片：新生势力

婆婆笑了：你知道得真不少，那这种新上市的奶片，你一定也有研究吧？

儿媳接招：看看电视广告里那一杯牛奶凝成一片奶片，我当时就心动了，这多方便呀，以后随时随地都能补充营养了。买来一尝，果然香脆爽口，奶香浓郁。

婆婆摇摇头，笑道：虽然广告里的奶片像是鲜奶加工压制而成的，但目前在奶源并不充裕的国内市场上，大部分奶片其实是采用经过加工后的配方粉作为原料，在脱水工艺下加入某些凝固剂加工而成。在加工过程中，由于温度过高，多种营养成分被破坏，乳清蛋白也发生了改变。

奶片的食用宜忌

婆婆接着说道：奶片的营养价值和吸收程度是无法与鲜奶相提并论的。作为新鲜牛奶的补充，在人们没有条件及时食用新鲜牛奶的情况下，适当食用一点奶片是无可非议的，但千万不能过量。因为奶片在消化过程中，还要体内的水分来溶解它，如果过量食用，体内会出现高溶质状态，这反而对健康不利。

奶糖：甜蜜的问候

儿媳再问：哦，那奶糖和奶片一样吗？吃起来奶糖也有奶的芳香，是不是也是由配方粉加工制成的？

婆婆回答：奶糖是将蔗糖、淀粉糖浆、胶体、奶制品、油脂和水经高度乳化而成的，蔗糖和淀粉糖浆才是组成奶糖的基础物质。用于制作奶糖的乳制品多为炼乳、奶油和配方粉。它们不仅提高了奶糖的营养价值，而且起着乳化作用，特别是起着增香和润滑作用。

羊奶：另一种温柔

婆婆再问：说了这么多牛奶、牛奶制品，其实羊奶也很不错，特别是女性喝羊奶更是好处多多，你知道羊奶好在哪里吗？

儿媳回答：这个我知道，《本草纲目》中就曾提到："羊乳甘温无毒、润心肺、补肺肾气。"的确，羊奶中的蛋白质、矿物质，尤其是钙、磷的含量都比牛奶略高；维生素 A、维生素 B 含量也高于牛奶，对保护视力、恢复体能有好处。和牛奶相比，羊奶更容易消化，婴儿对羊奶的消化率可达 94% 以上。

对于女性来说，羊奶中维生素 E 含量较高，可以阻止体内细胞中不饱和脂肪酸氧化、分解，延缓皮肤衰老，增加皮肤的弹性和光泽。而且，羊奶中的上皮细胞生长因子对皮肤细胞有修复作用。另外羊奶极易消化，晚间饮用不会成为消化系统的负担，也不会造成脂肪堆积。

羊奶好处真是不少，但是很多人闻不惯它的味道，所以习惯喝羊奶的人并不很多。

羊奶的食用小窍门

儿媳问道：要是能够把羊奶的膻味去掉就好了，您有什么妙招吗？

婆婆回答：妙招很简单，只要在煮羊奶的时候放入几粒杏仁或一小袋茉莉花茶，煮开后，把杏仁或茶叶渣去掉，就可以基本上除掉膻味。